DES

PERTES SÉMINALES

INVOLONTAIRES.

DES

PERTES SÉMINALES

INVOLONTAIRES.

DES
PERTES SÉMINALES
INVOLONTAIRES;

PAR

M. LALLEMAND,

Professeur à la Faculté de Médecine de Montpellier.

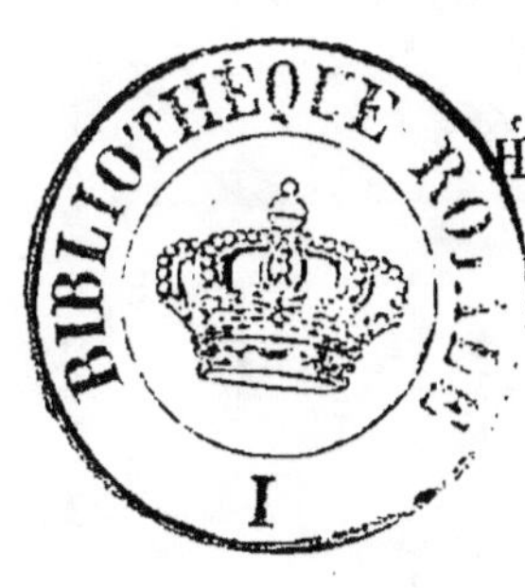

Ἡ δὲ τέχνη μακρὴ... ἡ δὲ πεῖρα σφαλερὴ,
ἡ δὲ κρίσις χαλεπή....
(Ἱπποκράτους ἀφορ. τμῆμα πρῶτον. Ά.)

TOME II. — 2.ᶜ PARTIE.

PARIS,
BÉCHET JEUNE, LIBRAIRE, PLACE DE L'ÉCOLE DE MÉDECINE, 4.
MONTPELLIER,
LOUIS CASTEL, LIBRAIRE–ÉDITEUR, GRAND'RUE, 29.
1841.

MONTPELLIER. — Imprimerie de BOEHM et Ce.

SYMPTOMES.

—

Dans la première partie de cet ouvrage , je me suis spécialement occupé des *causes* qui peuvent provoquer ou entretenir les pertes séminales involontaires, parce qu'il faut toujours remonter aux causes des phénomènes pour en avoir une idée nette, parce que ce sont les causes des maladies qui fournissent les indications thérapeutiques les plus importantes.

J'ai dû commencer par rapporter un grand nombre d'observations particulières, pour aborder des questions neuves , délicates , graves , et qui devaient soulever des oppositions de plus d'un genre. J'aurais pu ne citer que les circonstances relatives à l'étiologie de la maladie , et donner; plus tard , celles qui se rattachaient à ses nombreux symptômes, à ses divers modes de traitement; mais ces faits ainsi mutilés auraient perdu tout leur intérêt. Il m'a donc fallu les conserver dans leur intégrité, en abrégeant, toutefois, ou en supprimant même tout-à-fait , des détails qu'il eût été difficile de faire bien comprendre sans entrer dans de trop longs commentaires. C'est ainsi , par exemple, que j'ai à peine parlé des zoospermes , dont l'étude est trop minutieuse et trop importante pour ne pas réclamer une attention spéciale.

Je crois pouvoir maintenant me dispenser de m'appuyer sur de nouveaux faits ; aussi n'en citerai-je désormais que ce qu'il en faudra pour remplir quelques lacunes.

Avant d'aller plus loin, je rapporterai le texte original et la traduction scrupuleuse du paragraphe qu'Hippocrate a consacré à la *consomption dorsale*. Non-seulement, c'est le monument le plus ancien que nous possédions sur cette matière ; mais encore on n'a rien publié de plus remarquable par l'ensemble des idées, la justesse des aperçus, la précision des détails : d'un autre côté, c'est peut-être le passage qui a le plus souffert de la part des traducteurs et des commentateurs.

« (1) *Consomption dorsale.* La consomption dorsale vient de la moelle. Elle affecte principalement les nouveaux mariés et les libertins. Ils sont sans fièvre, ils mangent bien ; cependant ils dépérissent. Si vous les interrogez, ils vous diront qu'il leur semble sentir comme des fourmis descendre de la tête le long du dos. Lorsqu'ils urinent ou qu'ils vont à la selle, ils rendent beaucoup de

---

(1) Φθίσις νωτιάς. Ἡ νωτιὰς φθίσις ἀπὸ τοῦ μυελοῦ γίνεται. Λαμβάνει δὲ μάλιστα νεογάμους καὶ φιλολάγνους. Γίνονται δὲ ἄπυροι καὶ ἐσθίειν ἀγαθοί · καὶ τήκονται · καὶ, ἂν ἐρωτᾷς αὐτὸν, φήσει οἱ ἄνωθεν ἀπὸ τῆς κεφαλῆς κατὰ τὴν ῥάχιν κατέρχεσθαι δοκεῖν οἷον μύρμηκας. Καὶ, ἐπὴν οὐρέῃ ἢ ἀποπατέῃ, προέρχεταί οἱ θορὸς πουλὺς καὶ ὑγρός· Καὶ γενεὴ οὐκ ἐγγίνεται. Καὶ ὀνειρώσσει, κἂν συγκοιμηθῇ γυναικί, κἂν μή. Καὶ ὅταν ὁδοιπορήσῃ ἢ δράμῃ, ἄλλως τε καὶ πρὸς ἦπος, ἆσθμά μιν καὶ ἀσθενείη λαμβάνει, καὶ τῆς κεφαλῆς βάρος, καὶ τὰ ὦτα ἠχέει. Τοῦτον ἐν τῷ χρόνῳ ὅταν ἐπιλάβωσιν πυρετοὶ ἰσχυροί, ἀπώλετο ὑπὸ λειπυρίου. Ὅταν οὕτως ἔχῃ, ἢν ἐξ ἀρχῆς

sperme liquide, et la génération n'a pas lieu. Ils ont des évacuations pendant leurs songes, qu'ils couchent avec une femme ou non. Lorsqu'ils marchent ou qu'ils courent, surtout en montant, ils éprouvent de l'essoufflement, de la faiblesse, de la pesanteur dans la tête et des sifflemens dans les oreilles. Si, plus tard, ils sont pris de fièvre ardente, ils meurent de lipyrie. Si vous entreprenez le traitement de la maladie, fomentez dès le principe toute la surface du corps, purgez par en haut, débarrassez la tête, et donnez ensuite des lavemens. Il serait à désirer que ce traitement fût commencé au printemps, qu'on donnât pour boisson du petit-lait ou du lait d'ânesse, et, pendant quarante jours, du lait de vache. Tant que ce régime lacté durera, faites boire, le soir, de la décoction d'orge, et défendez tout aliment solide. Ensuite, donnez des alimens mous, en petite quantité dans le commencement, et engraissez le malade autant que possible. Qu'il s'abstienne, pendant un an,

---

μεταχειρίσῃ, πυριάσας αὐτὸν ὅλον, φάρμακον δοῦναι πίνειν ἄνω · καὶ μετὰ τοῦτο τὴν κεφαλὴν καθῆραι. Μετὰ δὲ, πῖσαι κάτω. Ἐγχειρέειν δὲ βούλεσθαι μάλιστα τοῦ ἦρος · καὶ μετὰ πῖσαι ὀῤῥὸν ἢ γάλα ὄνειον. Βόειον δὲ γάλα διδόναι πιέειν τεσσαράκοντα ἡμέρας · ἐς ἑσπέρην δὲ, ἕως ἂν γαλακτοποτέει, χόνδρον διδόναι ῥοφεῖν · σιτίων δὲ ἀπεχέσθω. Ἐπὴν δὲ παύσηται γαλακτοποτέων, σιτίοισι διακομίζειν αὐτὸν μαλθακοῖσιν, ἐξ ὀλίγου ἀρχόμενος, καὶ παχύνειν ὡς μάλιστα. Καὶ ἐνιαυτοῦ θωρίξιων ἀπεχέσθω, καὶ ἀφροδισίων, καὶ ταλαιπωριέων, ὅτι μὴ περιπάτοισι, φυλασσόμενος τὰ ψύχεα καὶ τὸν ἥλιον. Λούσθω δὲ χλιαρῷ.

(Περὶ νούσων, Β΄. § μθ΄.)

d'excès de boisson et de tout plaisir vénérien, ainsi que de toute fatigue : il pourra néanmoins se livrer à la promenade, en évitant le froid et le soleil. Il prendra des bains tièdes. » (*Traité des maladies* , § 49.)

Je reviendrai successivement sur les passages dont je n'ai pas encore eu l'occasion de m'occuper ; car il n'en est aucun qui ne mérite une attention spéciale ; mais, en attendant, je prendrai ce rapide tableau pour point de départ de la marche à suivre dans l'examen des symptômes de la spermatorrhée.

Un simple coup-d'œil jeté sur leur ensemble suffit pour faire voir que, parmi ces symptômes , les uns se rapportent exclusivement aux organes génitaux, tandis que les autres s'étendent à toutes les fonctions de l'éco_nomie : les premiers constituent réellement la maladie, les seconds n'en sont que la conséquence plus ou moins éloignée. Je n'admets cependant cette distinction des symptômes en *locaux* et *généraux,* que pour rapprocher, dans deux groupes naturels, des phénomènes qui ont entre eux la plus grande affinité, et pour en rendre l'étude plus claire et plus facile ; mais ces deux groupes de symptômes se lient en réalité de la manière la plus intime.

Je négligerai toutes les divisions subtiles qu'on a voulu établir entre les pertes séminales involontaires, suivant qu'elles sont accompagnées ou non de plaisir, d'érection, de contractions spasmodiques, etc. , parce que ces distinctions ne sont pas fondées et ne peuvent avoir aucun avantage théorique ou pratique ; j'éviterai aussi tout néologisme inutile.

SYMPTÔMES LOCAUX.

§ I. *Pollutions nocturnes.* — Les pertes séminales qui ont lieu *pendant le sommeil*, sont faciles à constater ; mais il n'est pas toujours aussi aisé d'apprécier le degré d'importance qu'on doit y attacher, car elles ne sont pas toutes également fâcheuses : il en est même qui sont utiles, et c'est ce que je dois commencer à établir, afin de rester dans le vrai.

Frank, dans son chapitre sur la *gonorrhée*, cite l'observation d'un homme très-chaste, qui, dans sa jeunesse, éprouva une fièvre maligne fort grave. La nuit même où l'on craignait le plus pour sa vie, le malade eut trois pollutions copieuses : le lendemain il était parfaitement rétabli.

Le D.ʳ Sainte-Marie, dans sa préface à la *traduction de Wichmann*, rapporte (page 25) une observation plus remarquable encore. A la suite de quelques chagrins domestiques, un négociant tomba dans une manie violente avec penchant au suicide. « Cet état de délire » furieux dura trois jours ; il en sortit par un priapisme » pendant lequel il éjacula quatorze fois en quelques » heures. Le calme le plus parfait fut le résultat de » cette crise singulière..... L'année suivante, la même » maladie se renouvela sous l'influence des mêmes cau- » ses, avec des symptômes absolument semblables, et » se termina en quelques jours de la même manière. »

Je pourrais citer bien d'autres exemples analogues, si ce n'est aussi remarquables ; mais il est des cas moins saillans qui méritent plus d'attention, parce qu'ils sont plus communs.

Les pollutions nocturnes les plus abondantes sont loin d'être toujours nuisibles. Quand elles sont dues à une véritable pléthore spermatique, elles font cesser des préoccupations érotiques continuelles, un état d'orgasme, accompagné d'agitation, d'inquiétude, de malaise, d'un trouble indéfinissable de toutes les fonctions. Alors elles sont toujours suivies d'un sentiment général de bien-être : la tête devient plus libre ; les idées sont plus claires, les mouvemens plus souples ; il y a plus de disposition à la gaîté, à toute espèce de travail.

Cet état d'angoisse se manifeste surtout chez les jeunes pubères, dont l'innocence a été préservée de toute initiation fâcheuse : leur caractère s'aigrit, devient impatient et maussade; ils tombent dans la tristesse et la mélancolie, quelquefois même dans le dégoût de la vie; ils sont disposés à répandre des larmes sans aucune cause; ils cherchent la solitude pour y rêver au grand mystère qui les absorbe, aux passions immenses, inconnues, qui font bouillonner leur sang; ils sont à la fois inquiets et apathiques, agités et somnolens; leur tête est en fermentation et cependant alourdie par une espèce de céphalalgie habituelle. L'évacuation spontanée, qui fait cesser cet état de pléthore, est une véritable crise, une crise salutaire, qui rétablit momentanément l'équilibre dans l'économie. Ces phénomènes peuvent donner une idée de l'influence que le nouvel organe exerce déjà sur tous les autres.

Il se passe ici quelque chose qu'on peut assimiler, sous

tous les rapports, aux effets d'une première menstruation ; de même que le retour modéré de ces évacuations
a beaucoup d'analogie avec celui du flux menstruel.
Tant qu'elles ne dépendent que d'une véritable pléthore spermatique, elles conservent le même caractère
critique.

Je sais que les jeunes pubères s'effraient souvent de
cette apparition, et croient être affligés d'une maladie
inconnue ; que l'inutilité de ces évacuations leur inspire,
plus tard, des regrets qui les poursuivent et les attris-
tent ; que leurs inquiétudes peuvent être augmentées par
les prévisions des médecins qu'ils consultent ; mais
toutes ces préoccupations ne détruisent pas le sentiment
intime de bien-être qui succède à ces évacuations, tant
qu'elles ne font que débarrasser l'économie d'une sécrétion trop accumulée : c'est, au reste, ce qui arrive
toutes les fois qu'un besoin impérieux vient d'être satisfait. Il serait donc à désirer que ces crises spontanées
s'établissent régulièrement, comme le flux menstruel ;
si elles devaient se maintenir toujours dans ces limites ,
elles préviendraient bien des désordres de toute espèce.

Je sais que les pollutions nocturnes n'ont pas souvent
cette influence avantageuse, parce qu'elles sont rarement le résultat d'une accumulation de liqueur séminale ;
je sais qu'elles peuvent perdre facilement ce caractère,
par cela seul que l'habitude tend à les rendre de plus
en plus fréquentes ; mais, dans le plus grand nombre
des cas, ces évacuations sont tout-à-fait insignifiantes
ou du moins très-peu importantes. C'est ce qu'Hippocrate avait très-bien observé, car il dit dans le livre IV

des *Épidémies*, § **XXX**, n° 3 : « Nicippe, ayant les
» fièvres, rend du sperme pendant son sommeil et ne
» va pas plus mal : cela lui était arrivé souvent *sans*
» *qu'il en fût rien résulté de fâcheux*. Il lui fut prédit
» que cela passerait, après que les fièvres seraient ju-
» gées ; ce qui est arrivé. » Ainsi, celui qui avait si bien
décrit la consomption dorsale, savait parfaitement que
toutes les pollutions nocturnes ne sont pas inquiétantes.

Il est même des individus qui en ont conservé jusque dans un âge avancé, sans en être incommodés, du
moins d'une manière continue, car elles augmentent
quelquefois par l'influence de causes accidentelles, qu'ils
finissent par remarquer et qu'ils ont soin d'éviter : ces
précautions suffisent pour que leur santé se maintienne.
J'ai remarqué qu'il ne s'y joint jamais, chez eux, de
pertes séminales pendant l'expulsion des matières fécales
ou des urines, comme cela s'observe chez tant d'autres.
Je n'en veux pas conclure que les pollutions nocturnes
seules sont peu importantes ; j'ai trop souvent eu la preuve
du contraire ; mais il est remarquable qu'elles ne sont
jamais compliquées de pollutions diurnes tant qu'elles
ne produisent aucun effet fâcheux ; ce qui est, du reste,
facile à comprendre.

Plusieurs auteurs, Frank surtout, ont signalé le danger des pertes séminales qui surviennent dans la conva-
lescence de certaines maladies graves, et qui retardent
le retour des forces ; mais ces cas sont très-rares, et
moins fâcheux en général qu'on ne l'a prétendu, à
moins qu'il n'existe une prédisposition très-prononcée,
et que des causes antérieures n'aient affecté les organes

génitaux ; mais alors il s'agit d'une consomption dorsale ordinaire , aggravée seulement par une maladie accidentelle.

En général , on s'est beaucoup trop efforcé de montrer toutes les pollutions nocturnes , sans exception , comme accablantes, et de les attribuer toujours à des abus ou à des excès. Les exemples qu'on a rassemblés de toutes parts pour effrayer les imaginations , n'ont pas toujours été choisis avec discernement. Cette disposition d'esprit est fâcheuse ; car l'exagération n'a jamais remédié à rien , ni corrigé personne. Il faut donc en convenir franchement, les pollutions nocturnes sont quelquefois utiles , souvent sans influence remarquable, et ne sauraient constituer une maladie, tant que la santé n'en est pas dérangée. Mais on doit ajouter aussi que cet état mérite l'attention du médecin , à cause des conséquences qui peuvent en résulter par la suite.

Tant que ces évacuations ne sont dues qu'à la plénitude des vésicules séminales, elles sont précédées de rêves érotiques , séduisans, variés, prolongés, qui laissent quelquefois des souvenirs aussi vifs , aussi profonds que la réalité même ; elles sont accompagnées d'érections violentes et de sensations exaltées. Tout annonce une exubérance d'énergie dans les organes génitaux, qui réagit sur le reste de l'économie , double le prix de l'existence , et montre la vie à travers le prisme des illusions.

Mais cet état d'exaltation , provoqué par la continence, est trop violent pour pouvoir durer long-temps : peu à peu les organes se fatiguent ; privés de leurs fonctions normales, ne pouvant se fortifier par un exercice régulier, ils finissent par tomber dans l'atonie, et les vésicules séminales conservent l'habitude de se contracter sous l'influence d'excitations légères et même indirectes ; car l'habitude a, sur les organes génitaux surtout, un empire tout-puissant et quelquefois très-difficile à déraciner. Alors ces évacuations finissent par produire des effets entièrement opposés à ceux qui s'étaient manifestés dans le principe : il y a d'abord, au moment du réveil, malaise, paresse, pesanteur de tête, trouble dans les idées, etc.; mais cet état se dissipe dans la journée, surtout le lendemain, s'il ne survient pas une nouvelle émission nocturne. Par la suite, l'effet est plus profond, plus durable ; il faut deux ou trois jours pour dissiper complétement le désordre. Il n'y a pas encore maladie, puisque l'économie n'est pas dérangée d'une manière permanente; mais il existe une instabilité dans la santé, un état valétudinaire dont il importe d'arrêter les progrès.

C'est dans ces cas simples et commençans que le coït modéré réussit, en donnant du ton aux organes, en rompant l'habitude des émissions spontanées ; c'est toujours sur des faits de cette nature que les praticiens se sont fondés, pour le conseiller d'une manière trop générale. Plus tard, ce conseil aurait ses dangers ; peut-être même serait-il impossible à suivre.

Cette transition entre l'état normal et l'état pathologique est donc importante à noter ; mais, dans la pratique, elle n'est pas facile à saisir, parce qu'il n'existe encore aucun dérangement grave, et surtout parce que les hommes de l'art sont rarement consultés à cette époque.

Je me suis arrêté sur ces détails en commençant, afin de montrer tous les effets que peuvent produire les pollutions nocturnes, toutes les nuances par lesquelles elles peuvent passer avant de constituer une maladie; mais je ne prétends pas en inférer que cette marche soit constante.

Lorsque les pollutions nocturnes sont dues à des excès, à des abus, à la présence des ascarides, etc., elles produisent souvent de graves désordres peu de temps après leur apparition, et la maladie acquiert rapidement une fatale influence. Ce qui me reste à dire est applicable à tous les cas de pollutions nocturnes *assez graves pour être considérés comme une maladie*, de quelque manière qu'elles aient débuté.

Peu à peu tous les phénomènes d'excitation qui précédaient la crise ou qui l'accompagnaient, diminuent; ils finissent même par disparaître complétement, et l'émission s'opère sans rêve, sans érection, sans plaisir, et même sans aucune sensation particulière, en sorte que les malades ne peuvent s'en apercevoir qu'aux taches qu'ils trouvent à leur réveil. En même temps la liqueur séminale perd peu à peu sa consistance, sa couleur, son odeur, et même ses zoospermes, pour ressembler de plus en plus au mucus et au fluide prostatique. Malgré cette altération profonde du sperme, si bien caractérisée déjà par Hippocrate, on ne peut douter de sa nature, ou plutôt de son origine; car il s'échappe dans les mêmes circonstances qu'autrefois, quand il avait tous ses caractères distinctifs ; il ne les a perdus qu'insensiblement, et les malades qui ont suivi les progrès de cette transformation , ne peuvent pas s'y tromper; ces évacuations aqueuses, ὑγρός, sont suivies d'effets semblables et même beaucoup plus prononcés ; enfin , il n'y a que les vésicules séminales qui puissent fournir *subitement* une pareille quantité de matière visqueuse. L'émission est *subite ;* car ces malades n'ont pas d'écoulement habituel. Ils n'ont pas même une évacuation semblable toutes les nuits; quelquefois c'est d'un moment à l'autre qu'ils se trouvent inondés ; ce qu'ils peuvent facilement constater, attendu que leur sommeil est léger et continuellement interrompu.

On ne peut donc méconnaître la véritable origine de cette liqueur, quoiqu'elle n'ait plus aucun des caractères du sperme normal.

Quant à l'absence de toute érection pendant ces émissions, on n'en saurait douter lorsqu'on trouve cette matière dans les poils qui entourent la base de la verge, vers l'aine, ou même sur la cuisse. Quand elle s'est desséchée, après avoir coulé sur la peau, elle forme une pellicule mince et brillante, qui ressemble beaucoup aux traînées albumineuses que laissent après elles les limaces de nos jardins. Ordinairement on trouve aussi dans l'intérieur du prépuce une quantité notable de cette matière ; il en est même parfois entièrement rempli , et cette circonstance suffirait pour démontrer la flaccidité de la verge pendant ces émissions et le peu d'énergie des vésicules séminales.

J'ai vu un étudiant qui a pris , pendant long-temps,

ces pollutions pour une *légère incontinence d'urine*, tant la matière était abondante et aqueuse, tant les phénomènes ressemblaient à ceux qui accompagnent quelquefois la sortie d'une petite quantité d'urine durant un sommeil pénible.

Les pollutions nocturnes, devenues aussi faciles, aussi passives, n'ont donc de commun avec celles qui sont dues à une pléthore séminale, que la promptitude avec laquelle le liquide est expulsé ; et cette diminution progressive dans l'excitation des organes génitaux, cette altération croissante du sperme, marchent avec une augmentation remarquable dans la gravité des symptômes généraux, et dans les difficultés du traitement.

A cette occasion, je ferai remarquer combien sont illusoires les distinctions que le Dr Deslandes a voulu établir (pag. 299 et suivantes) entre les pertes séminales involontaires, suivant qu'elles ont lieu avec érection, éjaculation, ou sans ces phénomènes, suivant qu'elles sont convulsives ou non. En effet, la plupart de ceux qui sont tourmentés de pollutions nocturnes, devraient être successivement casés dans ces diverses sections, à mesure que leur état empire, et en changer encore suivant les améliorations, les intermittences, les bizarreries qu'ils éprouvent plus tard. Pourquoi ne pas conserver une expression reçue et comprise de tout le monde, une expression qui ne cesse pas d'être applicable malgré toutes ces variations, puisque les pollutions continuent d'avoir lieu pendant le sommeil ?

Hippocrate décrit sous le nom de Παχέα νουσήματα, *maladies grasses* (*Traité des maladies internes*), une affection dont il est difficile aujourd'hui de se faire une idée nette, mais dans laquelle les organes génito-urinaires jouaient certainement le principal rôle, si l'on en juge par les symptômes les plus saillans : « .... *les* »*testicules sont rétractés, une douleur ardente se porte à la* »*vessie et à l'anus;* l'urine est *épaisse* comme dans l'hy- »dropisie ; les cheveux tombent de la tête ; les pieds »sont toujours froids, ainsi que les cuisses ;..... *souvent* »*aussi la semence s'échappe pendant le sommeil ;* celle qui »est rendue dans le coït est *sanguinolente* et *brunâtre.* »

Ici je ferai remarquer que, dans les pollutions nocturnes, et en général dans les pertes séminales involontaires, le sperme subit très-rarement d'autres altérations que celles dont j'ai parlé, lors même que les malades ont rendu du sang en se livrant à la masturbation ou au coït avec fureur. Je n'ai vu qu'un seul malade dont les pollutions aient été sanguinolentes, pendant quelques jours seulement. Il est aussi fort rare que le sperme soit purulent ou sanieux, du moins pendant long-temps, chez les malades affectés de pertes séminales involontaires, et cela se conçoit ; car ces caractères annoncent une altération profonde des organes spermatiques, qui serait bientôt suivie de la mort, si elle persistait avec cette intensité. Il arrive très-souvent qu'une spermatorrhée ordinaire succède à ces émissions sanguinolentes ou sanieuses ; mais, tant que la maladie conserve les caractères d'une véritable phlegmasie, il faut la considérer comme telle et la traiter en conséquence : c'est pourquoi je ne suis pas revenu sur ces rares altérations du sperme.

Je terminerai cette digression indispensable, par un

autre fait pris dans Hippocrate (livre V.I , des *Épidé-mics*, sect. VIII, nº 87) : « A Thasos, Satyre, surnommé
» le Renard faucon , ayant environ 25 ans, eut souvent
» des pertes de semence pendant ses rêves ; il en rendit
» aussi fréquemment dans le jour. A 30 ans , *il devint*
» *phthisique* et mourut. » On voit qu'Hippocrate attribue la
mort à la phthisie et non pas aux pollutions nocturnes ,
quoiqu'elles aient été accompagnées de pollutions diurnes. Cette distinction sur laquelle je reviendrai plus tard,
est très-importante pour l'étude des symptômes généraux , et cependant elle a été complétement méconnue
de ceux qui ont parlé des *effets* des pertes séminales :
ainsi , l'empreinte du génie se reconnaît jusque dans la
coupe rapide d'une observation de quelques mots.

On juge ordinairement des effets que doivent produire les pollutions nocturnes par leur abondance, par
leur fréquence , par l'énergie des phénomènes qui les
précèdent et qui les accompagnent ; mais ce mode d'appréciation peut conduire aux conséquences les plus
fausses.

Dans tous les cas rapportés par les auteurs comme
exemples de pollutions *critiques*, qui ont fait disparaître
subitement des symptômes alarmans , les évacuations
avaient été très-abondantes, très-répétées dans une seule
nuit. On conçoit , en effet , que c'est seulement dans
un état de pléthore spermatique extraordinaire , qu'elles
peuvent être aussi répétées et produire un effet aussi
salutaire : mais, en mettant de côté ces cas exception-
nels , on pourrait encore se tromper bien souvent en
n'appréciant l'importance des pollutions nocturnes que

par leur abondance et par leur fréquence ; car les besoins sexuels varient beaucoup d'un individu à un autre. Il n'est pas de fonction qui présente d'aussi grandes différences sous le rapport de la puissance et de l'activité ; aussi voit-on chaque jour des hommes de faible apparence supporter très-facilement des émissions séminales répétées ; tandis que d'autres, plus fortement constitués, y sont cependant très-sensibles.

Nous n'avons donc aucun moyen d'établir *a priori* des rapports constans entre la constitution et la puissance virile ; et, d'un autre côté, c'est bien souvent, quand les pollutions nocturnes deviennent moins abondantes, moins fréquentes, qu'elles sont suivies de symptômes généraux plus graves et plus prolongés.

Cette espèce d'anomalie n'est à la vérité qu'apparente ; car elle dépend de pollutions diurnes qui se joignent insensiblement aux autres. Mais il n'est pas moins important de prévenir les malades et les praticiens des erreurs qu'ils commettent tous les jours, en appréciant l'importance de ces émissions d'après leur fréquence et leur abondance.

Je dois encore signaler ici une autre illusion. On croit généralement que les rêves érotiques provoquent les pollutions nocturnes, et on les regarde, en général, comme très-dangereux. Mais les images lascives qui se présentent pendant le sommeil, proviennent de l'excitation des organes génitaux, comme les érections et les contractions spasmodiques des vésicules séminales. Tous ces phénomènes coïncident, parce qu'ils sont dus à la même cause ; mais l'un ne dépend pas de l'autre.

sions les plus accablantes, les plus difficiles à guérir, sont précisément celles qui ont lieu de la manière la plus passive.

Il est également facile de voir combien on serait dans l'erreur, si l'on voulait juger de la gravité de ces pollutions par les qualités du sperme, les accidens étant d'autant plus graves, plus opiniâtres, que la liqueur séminale perd davantage ses caractères distinctifs, pour devenir de plus en plus aqueuse, ὑγρός, suivant l'expression exacte d'Hippocrate. C'est donc d'après les effets mêmes de ces pertes sur l'économie, qu'il faut juger de leur importance.

Cette apprécation des circonstances relatives aux pollutions nocturnes, est en opposition avec les idées généralement reçues; mais elle est déduite des faits et s'accorde avec ce que j'ai dit ailleurs des effets de l'acte vénérien, avec ce qui me reste à dire des autres pertes séminales involontaires. J'aurais même pu me dispenser d'entrer dans de nouveaux détails à cet égard; mais j'ai pensé que je ne devais rien négliger pour mettre les praticiens en garde contre des erreurs trop répandues, qui les empêchent de croire à l'affaiblissement dont se plaignent certains malades pour une petite quantité de sperme aqueux, expulsé sans rêve, sans érection, sans la moindre sensation. Ce n'est pas là, sans doute, que gît alors tout le mal ; mais ces renseignemens suffisent pour faire soupçonner des pollutions diurnes, dont on ne tarde pas à constater l'existence.

Ceci prouve, par parenthèse, qu'il est impossible d'avoir une idée nette et complète des pertes séminales involontaires, en les séparant les unes des autres, comme l'ont fait Wichmann et Sainte-Marie pour les envisager comme des maladies distinctes. Il y a certainement quelques malades qui n'ont jamais eu que des pollutions nocturnes, et un plus petit nombre d'autres qui ont éprouvé, dès le début, des pollutions diurnes ; mais ces cas sont très - rares, et ils n'empêchent pas les connexions qui existent entre toutes ces émissions, connexions qu'il ne faut jamais perdre de vue, si l'on veut bien comprendre la marche de ces maladies, et se rendre raison de leur gravité respective.

§ II. *Pollutions diurnes.* — Ce qui les distingue essentiellement des précédentes, c'est qu'elles ont lieu dans l'état de veille. Wichmann ajoute (page 56) que le malade n'éprouve ni *érection* ni *plaisir;* mais ces phénomènes manquent aussi dans les pollutions nocturnes très-graves, et ils ne sont pas complétement étrangers à certaines pollutions diurnes. Il faut donc s'en tenir à cette circonstance suffisamment distinctive, que les unes ont lieu pendant le sommeil et les autres pendant la veille. Mais ces dernières diffèrent encore suivant les causes qui les favorisent. Les principales sont la défécation et l'émission des urines : ces deux modes sont assez distincts pour mériter d'être examinés séparément.

§ III. — Les pertes séminales qui ont lieu pendant la *défécation,* sont plus faciles à constater et à comprendre que celles qui accompagnent l'émission des urines; mais elles ne constituent pas toujours une maladie, quoiqu'elles ne puissent *jamais* être *critiques, utiles,* comme certaines pollutions nocturnes. Tant qu'elles sont rares, purement accidentelles, la santé n'en est pas sensiblement altérée ; mais, lorsqu'elles ne cessent pas avec la cause qui les avait provoquées, elles tendent à devenir de plus en plus fréquentes, à se perpétuer par habitude, et finissent avec le temps par constituer une maladie qui peut devenir grave et opiniâtre. Les transitions sont quelquefois tellement insensibles, qu'il est difficile d'établir, à cet égard, des caractères fixes, constamment applicables dans la pratique. Le plus sûr est donc de passer en revue les circonstances principales qui peuvent se présenter.

Qu'un individu robuste soit soumis à une continence inaccoutumée et aux mouvemens prolongés d'une voiture, il pourra éprouver, après quelques jours de voyage, une perte abondante de sperme, dans les violens efforts provoqués par une constipation accidentelle. Mais il ne doit pas en concevoir de trop vives inquiétudes ; tout disparaîtra, dès que les causes auront cessé d'agir. Cependant, il peut se faire que l'usage trop habituel, trop soutenu de la voiture amène une constipation permanente, opiniâtre, et une habitude de pertes séminales difficile à déraciner. La diminution des érections ne tient pas toujours à ce que les organes génitaux s'accoutument aux effets produits par la chaleur, par les mouvemens de la voiture ; elle dépend aussi très-souvent de la répétition de pollutions diurnes inaperçues.

J'en dirai autant de l'exercice journalier et prolongé du cheval. Le plus souvent les organes exposés à son action immédiate s'y habituent avec le temps; mais d'autres fois ils tombent dans une véritable impuissance due à des pollutions diurnes méconnues, et qui ne cèdent pas facilement, quoique la cause ait disparu. Il ne faut donc pas confondre l'habitude qui émousse les sensations, avec celle qui tend à perpétuer une véritable maladie. Mais la distinction n'est pas toujours facile à établir, et il est même quelquefois impossible de constater exactement à quel moment commence la maladie, tant les transitions sont insensibles. Il faut donc se rappeler les observations que j'ai rapportées dans le premier volume de cet ouvrage (pag. 257 et suiv., pag. 565 et suiv.), l'opinion des praticiens anglais sur l'influence d'une équitation excessive dans la production des maladies de la prostate, etc., ainsi que celle d'Hippocrate sur les Scythes (1), afin de pouvoir reconnaître les pollutions diurnes dès leur début, et s'appliquer à les combattre avant que l'habitude les ait rendues opiniâtres.

J'en dirai autant de l'influence d'une station assise, trop soutenue, chez les hommes de cabinet, les tailleurs, etc. Après avoir provoqué de l'échauffement au périnée et à la marge de l'anus, des érections fréquentes,

---

(1) Hippocrate ne dit pas que ces Scythes soient *impuissans, inféconds*, comme on l'affirme généralement; mais, qu'ils sont faibles dans l'acte vénérien ἀσθενέες et qu'ils ne sont pas *très-féconds*, οὐ πολύγονοι. Ce qui est bien différent; car le premier sens ne pourrait pas se concilier avec la perpétuité de la race.

prolongées, elle finit souvent par être suivie d'un état complétement opposé, sans que la transition soit facile à saisir. Un long usage des amers, des astringens, etc., enfin toutes les causes capables d'amener une constipation habituelle, tendent également à transformer en maladie plus ou moins opiniâtre, des pollutions diurnes sans importance dans le principe.

Dans tous les cas de cette nature, ce n'est pas seulement l'influence de l'habitude sur les organes spermatiques qui tend à perpétuer ces évacuations ; c'est encore l'affaiblissement du rectum, qui va en augmentant à mesure que la constitution se détériore. Il en résulte, en effet, que la défécation a besoin d'être favorisée de plus en plus par l'action des muscles abdominaux, et c'est précisément ce qui provoque la compression des vésicules séminales. Il y a donc là un enchaînement réciproque de cause et d'effet, qui tend à se perpétuer indéfiniment.

D'un autre côté, toutes les causes d'irritation qui agissent sur le rectum, peuvent produire, par *consensus*, des contractions spasmodiques dans les vésicules séminales, de manière à provoquer des pollutions diurnes, aussi bien pendant la diarrhée que pendant la constipation. Cet effet n'est ordinairement que momentané ; mais il faut en tenir compte, comme de ceux dont je viens de parler, parce qu'il peut aussi devenir permanent, pour peu que l'irritation du rectum se prolonge ou se renouvelle (1). Il faut surtout se rappeler que cette suscep-

---

(1) *Voy*. surtout tom. II, pag. 4 et suiv.

tibilité des vésicules séminales annonce une disposition fâcheuse à ces évacuations. C'est uniquement sous ce point de vue que doivent être envisagées les pollutions diurnes, causées par un lavement trop chaud, trop froid ou irritant, par un purgatif, etc. Certains auteurs ont attaché une importance exagérée à ces pertes accidentelles; mais on aurait tort de n'y faire aucune attention ; elles doivent, au moins, servir d'indice pour l'avenir.

Je ferai à peu près les mêmes remarques relativement aux pollutions provoquées par les hémorrhoïdes : le plus souvent elles ne surviennent que durant la période fluxionnaire, mais elles peuvent durer plus long-temps, et même persister d'une manière habituelle. C'est surtout ce qu'il faut soupçonner chez les hémorrhoïdaires qui sont très-faibles, quoiqu'ils rendent fort peu de sang. Mais ici encore il est ordinairement très-difficile de préciser le moment où ces pertes séminales doivent être considérées comme une maladie spéciale, plutôt que comme un épiphénomène de l'affection hémorrhoïdale.

Dans tous les cas de cette nature, c'est au praticien d'apprécier l'importance qu'il doit attacher à ces évacuations, et c'est par leurs effets qu'il doit en juger plutôt que par leur abondance ; car il est des malades qui les supportent mieux que d'autres, et leur danger varie, suivant qu'elles sont accompagnées d'autres pertes séminales, par exemple de celles qui ont lieu pendant l'émission des urines

Il arrive quelquefois que les vésicules séminales se contractent par *consensus*, plutôt qu'elles ne sont comprimées par le rectum. C'est ce qu'il est facile de constater chez certains malades qui ne rendent jamais de sperme pendant les efforts de la défécation , mais seulement après que tout est terminé, et même pendant qu'ils sont occupés à rajuster leurs vêtemens. Ils éprouvent alors une secousse convulsive , brusque, entre le périnée et le col de la vessie, par conséquent dans les vésicules séminales , quelquefois avec une espèce de turgescence de la verge et un certain sentiment de plaisir; alors le sperme est expulsé brusquement par deux ou trois contractions spasmodiques , qui peuvent même parfois le lancer à une certaine distance. Il y a donc, dans cet ensemble de phénomènes, quelque chose qui tient de l'éjaculation ordinaire, et qui montre le peu de fondement de la distinction établie par le D.ʳ Deslandes entre les différentes pertes séminales involontaires , suivant qu'elles ont un caractère actif ou passif : bien plus , ces phénomènes varient chez le même individu , non-seulement à des époques différentes de la maladie, mais encore d'un jour à l'autre.

Si ces pertes avaient toujours lieu après l'expulsion des matières fécales, elles seraient aussi faciles à constater que celles qui surviennent pendant le sommeil ; car la liqueur séminale ne pourrait pas davantage échapper aux regards du malade. Mais ces cas sont les plus rares, et, dans tous les autres, la maladie est, en général, d'autant moins soupçonnée qu'elle devient plus grave. En effet, dans le principe, quand ces évacuations dépendent d'une continence prolongée , d'une constipation accidentelle, elles sont très-abondantes, les efforts sont accompagnés d'un certain gonflement des tissus érectiles ,

de quelques sensations qui éveillent l'attention. Le sperme, ayant encore toutes ses qualités, ne saurait d'ailleurs
être méconnu ; sa consistance ne lui permet pas de
franchir le canal sans être apprécié par la membrane
muqueuse ; s'il ne provoque pas précisément une sensation voluptueuse, il en produit du moins encore une bien
différente de celle qui accompagne le passage de l'urine.
Mais, à mesure que la maladie fait des progrès, le sperme
devient de plus en plus aqueux ; il est expulsé avec moins
d'efforts et moins abondamment chaque fois. Ainsi, en
supposant que cette petite quantité de sperme n'ait pas
été entraînée par un jet d'urine, le malade peut croire
qu'il n'a rendu que du mucus ou du fluide prostatique, et, s'il consulte son médecin, il est encore plus
exposé à se tromper.

Tout le monde sait qu'après de violens efforts de
défécation , une petite quantité de matière visqueuse
peut être exprimée des follicules de la prostate, et former
avec le mucus du canal une goutte épaisse et filante,
qui s'arrête à l'ouverture du gland ; mais cela doit-il
faire repousser sans examen l'assertion de tout malade
qui prétend avoir rendu du sperme en allant à la selle ?
C'est cependant ce que font encore tous les jours beaucoup de praticiens, sans se douter que les préjugés des
savans sont quelquefois aussi tenaces, aussi peu fondés
que ceux du vulgaire. Parce que Boërhaave, Haller, etc.,
ont affirmé que le sperme ne peut être expulsé sans
érection, sans plaisir, etc., faut-il refuser d'examiner !!!

Les malades ne se trompent cependant pas aussi
facilement qu'on le pense quand ils ont eu l'attention,

de vider leur vessie avant d'aller à la selle ; car le fluide prostatique, joint au mucus de l'urètre , ne donne pas plus d'une goutte ou deux de matière filante et visqueuse, presque toujours transparente , susceptible de s'allonger entre les doigts, et le plus simple raisonnement aurait dû faire comprendre qu'il est impossible que ces fluides soient expulsés en masse pendant la défécation , puisqu'ils n'ont pas de réservoir dans lequel ils puissent s'accumuler. Cette donnée suffirait donc à un médecin qui se rappellerait son anatomie, pour apprécier l'assertion d'un malade qui dirait avoir rendu par la verge, pendant la défécation , une quantité de sperme équivalant, par exemple, à une cuillerée à café.

Je donnerai bientôt un moyen aussi simple que sûr, de faire cesser toute incertitude sur la nature du fluide expulsé de l'urètre pendant l'acte de la défécation : il me suffit pour le moment de faire observer qu'on doit admettre qu'il vient des vésicules séminales, s'il est un peu abondant et s'il a été rendu brusquement ; sans compter que le sperme le plus aqueux mousse comme du savon, quand on le frotte entre les doigts , et développe , surtout à la suite de ce frottement , l'odeur caractéristique qui lui est propre. On se tromperait toutefois si l'on pensait que toutes les selles doivent provoquer des pertes séminales plus ou moins abondantes ; cette uniformité ne s'observe pas même chez les sujets les plus malades, et rien n'est plus variable que la marche de ces affections.

§ IV. — Les pertes séminales provoquées par l'émission des urines sont les plus graves de toutes et les plus
réfractaires, parce qu'elles sont les plus répétées et les
plus faciles; elles sont aussi les plus obscures, à cause
de l'altération qu'a subie le sperme, et de son mélange
avec l'urine, du moins dans la plupart des cas. Je dois
donc attacher une grande importance à tous les moyens
de constater l'existence de ces évacuations.

Je ferai remarquer d'abord que le sperme ne se mêle
jamais aux urines dans le commencement de leur émission, qu'il ne sort qu'avec les dernières gouttes, lorsque
la vessie achève de se débarrasser par quelques contractions énergiques; quelquefois même il sort tout-à-fait
seul, lorsque la vessie est complétement vidée. Voici
un fait tout récent, qui pourra donner une idée bien
nette de ce qui se passe dans cette circonstance.

Un capitaine de vaisseau tomba dans la mer, pendant
une nuit très-froide, et n'en fut retiré qu'au bout de
trois quarts d'heure; depuis lors il éprouva tous les
symptômes d'une inflammation chronique de la vessie,
et sa santé s'altéra rapidement. Le besoin d'uriner se
reproduisait très-souvent, et, de temps en temps, après
les dernières contractions de la vessie, une légère
douleur se manifestait au fond du périnée, avec quelques
élancemens; le pénis entrait dans une espèce de turgescence, et trois ou quatre secousses convulsives amenaient
autant de jets d'une matière épaisse et blanchâtre, que
le malade et les médecins regardèrent comme du mucus
vésical provenant de l'affection catarrhale. Cependant,
toutes les fonctions se dérangèrent successivement et

rapidement ; la mémoire se perdit, l'intelligence s'affai-
blit, ainsi que toute énergie physique et morale. Cet état
empirait depuis *quatre ans* malgré tous les traitemens,
et le malade avait été plusieurs fois sur le point d'y
mettre fin par le suicide. Il me fut facile, à la première
vue, de reconnaître dans ce prétendu mucus du véritable
sperme ; je trouvai, en effet, dans une seule goutte de
cette matière, une énorme quantité d'animalcules spermatiques. Une cautérisation du col de la vessie dissipa bientôt
cette disposition spasmodique, et, trois mois après, toutes les fonctions étaient parfaitement rétablies.

Il est évident que l'impression subite et prolongée
d'un froid violent avait agi sur les vésicules séminales,
aussi bien que sur la vessie, et que les contractions
de cette dernière provoquaient celles des vésicules par
un consensus semblable à celui qui s'établit avec le
rectum, dans des conditions pathologiques analogues.

J'ai vu plusieurs autres cas dans lesquels le sperme
était également lancé à quelque distance par des contractions convulsives et dans un état de demi-érection,
après que la vessie était complétement débarrassée. Dans
quelle division du D.ʳ Deslandes ces malades pourraient-
ils être rangés ?

Il est vrai que le plus souvent il n'y a pas d'intervalle
entre les deux ordres de phénomènes, et qu'ils s'enchaî-
nent de manière à ne pouvoir être distingués ; mais les
cas les plus caractéristiques permettent de comprendre ce
qui se passe dans les autres. Au reste, abstraction faite
de toute explication, le sperme n'est jamais expulsé que
pendant les dernières contractions de la vessie. J'ai vé-

rifié le fait si souvent, que je crois pouvoir le donner comme constant, et j'y ai regardé de près, à cause de son importance pour le diagnostic.

La blennorrhée devenue habituelle s'exaspère souvent pour la moindre cause, et donne lieu à un certain trouble dans les urines; les malades y aperçoivent des filamens qu'ils prennent ordinairement pour des animalcules spermatiques, quand ils en ont entendu parler. Je sais que les médecins ne tomberont jamais dans une erreur aussi grossière ; mais ils pourraient avoir des doutes sur la nature du nuage qui trouble la transparence des urines. Il suffit, pour les éclaircir à l'instant, de savoir que, dans la blennorrhée , c'est toujours le premier jet qui est trouble et qu'on voit tourbillonner dans l'urine expulsée ensuite; ce nuage tient donc au fluide prostatique, au mucus urétral et aux débris d'épithélium qui se trouvent accumulés dans le canal depuis la dernière émission des urines.

Toutes les fois que la vessie contient du sang, du pus, du mucus, etc., ces matériaux étrangers, plus pesans que l'urine, se rassemblent vers le col de la vessie, et sortent, par conséquent, les premiers, quand le malade est debout : or , c'est le contraire de ce qu'on observe pour le sperme. Ces remarques peuvent trouver souvent leur application ; car la blennorrhée et le catarrhe de la vessie sont fréquemment compliqués de pollutions diurnes, et c'est précisément alors que le diagnostic est le plus obscur. Mais peut-être pensera-t-on que ces distinctions sont un peu subtiles , ou du moins très - difficiles à constater ; il n'en est rien pourtant :

l'importance du sujet m'engage d'entrer à cet égard dans quelques détails.

Beaucoup de malades se sont plaints à moi du mauvais effet des bains de rivière qui leur avaient été conseillés contre des pertes séminales involontaires ; et plusieurs d'entre eux, pour me donner la preuve de leur assertion, m'ont expliqué que la première impression du froid les forçait à uriner, et que, pendant les dernières contractions de la vessie, ils avaient vu sortir de la verge une grande quantité de sperme, facile à reconnaître au nuage subit qui tourbillonnait dans l'eau, jusqu'alors transparente et colorée seulement par l'urine. Ces récits, plusieurs fois reproduits avec une grande précision par des hommes habitués à s'observer, m'ont fait réfléchir sur le parti qu'on pourrait en tirer. J'ai engagé quelques-uns de ces malades à remarquer ce qui se passait lorsqu'ils urinaient dans un bain, et j'ai obtenu à cet égard les renseignemens les plus curieux ; car l'attention que ces malheureux concentrent sur l'objet exclusif de leur pensée, leur donne beaucoup de patience et de perspicacité pour tout ce qui s'y rattache. Voici ce que j'en ai appris et ce que j'ai vérifié plusieurs fois par moi-même sur la plupart d'entre eux.

Dans les cas simples et commençans, l'émission ayant lieu dans un bain, il est très-facile de distinguer le sperme qui se mêle aux derniers jets d'urine, parce qu'il a encore beaucoup d'opacité, et qu'il contient une foule de flocons et de granulations qui se dispersent dans le liquide en tourbillonnant dans tous les sens. Dans les cas les plus graves et les plus obscurs, la présence du

sperme peut encore être constatée avec un peu d'attention par l'augmentation de densité que l'urine acquiert
tout à coup. On voit une espèce de ruban, semblable
à un sirop très-épais, s'allonger en sortant du canal, et
projeter même de l'ombre sur la cuisse, quand elle est
éclairée par une assez vive lumière. Ce phénomène se
conçoit facilement, si l'on réfléchit que le sperme le plus
aqueux jouit d'une densité bien plus grande que celle
de l'urine, et doit, par conséquent, faire subir d'autres
modifications à la lumière. On peut se faire une idée de
ce qui se passe alors, par ce qui arrive lorsqu'on met un
morceau de sucre à la surface d'un verre d'eau : les traînées de sirop se distinguent parfaitement à la manière
dont elles réfractent les rayons lumineux qui les traversent. Au reste, il est très - rare que le sperme soit
assez altéré pour ne plus contenir de particules blanchâ-
tres, de granulations distinctes, et même alors il peut
encore être distingué dans les derniers jets d'urine, à
l'aspect sirupeux qu'il leur communique.

Enfin, dans les cas de blennorrhée ou de catarrhe chronique de la vessie, compliqués de pollutions diurnes,
la première partie de l'urine est trouble ; celle qui vient
ensuite est plus ou moins transparente, et les derniers
jets se troublent de nouveau, mais en prenant une autre
apparence. J'ai surtout constaté la succession de ces divers aspects de l'urine pendant la même émission, chez
un étudiant en médecine qui s'observait avec assez de sa-
gacité pour pouvoir démêler les variations qu'éprouvait
sa spermatorrhée, indépendamment de la marche d'une
ancienne blennorrhée suivie de cystite chronique.

A cette occasion, je dois faire observer que ces variations sont souvent très-grandes d'un jour à l'autre, ainsi
que le confirmeront, du reste, tous les moyens d'investigation dont j'aurai à parler. Celui-ci a, sur tous les
autres, l'avantage de pouvoir être employé par le malade
lui-même, pour peu qu'il soit intelligent, et d'éclairer
d'une manière fort simple les cas si obscurs et si communs de pollutions diurnes, compliqués de maladies
des voies urinaires.

Il résulte de tous les faits que je viens de rapporter,
que c'est dans les dernières gouttes d'urine expulsées
par la vessie, qu'il faut chercher les traces de la liqueur
séminale : ce sont elles qui sont épaisses, gluantes, vis-
queuses et qui s'arrêtent quelquefois à l'ouverture du
gland comme des grumeaux caillebottés, d'une consistance qui peut égaler celle de l'amidon ; ce sont elles
seulement qui laissent sur la chemise des empreintes
semblables à celles de l'empois. J'ai fait voir que cette
matière qui reste dans le canal, ne peut provenir que des
vésicules séminales, puisque le fluide prostatique, le
mucus urétral ou vésical, sont toujours expulsés dès les
premiers jets de l'urine. Les malades reconnaissent facilement eux-mêmes, à la consistance particulière de ces
dernières gouttes, à leur onctuosité entre les doigts,
qu'ils viennent d'avoir une pollution diurne.

Je dois dire encore quelques mots des urines qui
contiennent du sperme, parce que sa présence est quelquefois facile à constater au premier aspect.

Dans les cas récens, on voit rouler au fond du vase
de petites granulations, de volume variable, demi-trans-

parentes, irrégulièrement sphériques, assez semblables à des grains de semoule. On ne peut confondre ces granulations avec aucun sel urinaire, parce qu'elles se montrent avant le refroidissement, parce qu'elles sont molles et n'adhèrent jamais aux parois du vase ; d'un autre côté, l'urètre, la prostate, la vessie, les reins ne peuvent fournir de granulations semblables, surtout avec des urines transparentes. Ces granulations viennent donc des vésicules séminales, comme je le démontrerai plus tard d'une manière directe : elles peuvent, par conséquent, être regardées comme des signes certains de pollutions diurnes.

Au reste, ces malades sont avertis du passage de ce sperme encore consistant, par un frôlement particulier qui provient de la densité inaccoutumée de l'urine : ils distinguent également les contractions spasmodiques des vésicules séminales qui produisent si souvent ces pollutions diurnes. Aussi ne s'y trompent-ils guère, même pendant la nuit.

Il est bon de remarquer encore que c'est presque toujours après quelque excitation vénérienne, qu'ils éprouvent des pollutions semblables : ainsi, par exemple, c'est après un rêve érotique, des rapports intimes avec une femme, une lecture lascive, la vue d'images ou de scènes lubriques, qu'elles surviennent ; ou bien, c'est à la suite d'une excitation mécanique des organes génitaux : souvent même les tissus érectiles sont encore dans une espèce de turgescence, quand le besoin d'uriner se fait sentir. La réunion de toutes ces circonstances indique assez que ces pollutions sont les moins *passives* de celles qui ont lieu pendant l'émission des urines ; aussi sont-elles les moins graves et les plus rares.

D'autres malades éprouvent des phénomènes bien différens ; leur verge se rapetisse et se retire vers les pubis , par suite d'une douleur qui s'étend du col de la vessie jusqu'au gland. C'est l'arrivée des urines sur un point très-irrité du canal qui provoque ces contractions spasmodiques , auxquelles les sphincters et les vésicules séminales ne tardent pas à prendre part. D'autres sensations annoncent quelquefois l'arrivée d'une pollution inévitable : c'est tantôt un battement, une douleur au périnée ou à la marge de l'anus; tantôt un frisson , un malaise général , un élancement dans le mamelon du sein , etc. Ceux qui sont habitués à ces coïncidences particulières , savent parfaitement qu'ils trouveront au fond de leurs urines un dépôt floconneux contenant les granulations dont j'ai parlé , et leur conviction à cet égard est si intime , qu'ils en éprouvent immédiatement une espèce de sueur froide , accompagnée souvent d'un sentiment de défaillance.

Quand la maladie a fait des progrès , le passage du sperme n'est plus guère apprécié par les malades , et les urines ne laissent plus déposer de granulations assez volumineuses pour se rassembler au fond du vase ; mais elles contiennent un nuage épais, homogène, blanchâtre , parsemé de petits points brillans , qui gagne les couches inférieures , et qu'on a comparé, avec raison, au dépôt qui se forme dans une décoction d'orge ou de riz un peu concentrée. Toutefois, on n'a jamais assigné à ce nuage séminal des caractères assez précis , assez constans, pour permettre de le distinguer toujours des dépôts variés que peuvent y former le mucus vésical, le fluide prostatique, etc. Aussi les praticiens sont-ils restés dans une grande incertitude, ou dans une incrédulité complète à cet égard ; et Wichmann y a sans doute contribué, sans le vouloir, par ses distinctions subtiles. Sur la foi de quelques autorités imposantes, il dit (pag. 40) : « Les personnes sujettes aux hémorrhoïdes, soit internes, soit externes, rendent quelquefois avec l'urine, une matière semblable au *sperme*, et qui se présente sous l'aspect d'une *crême d'avoine épaisse......* La couleur blanche de cette matière et son dépôt au fond du vase porteraient à croire que c'est du sperme, etc. » Ensuite il se livre aux discussions physiologiques les plus extraordinaires, pour conclure que cette matière n'établit, dans tous les cas, aucun rapprochement avec la maladie dont il traite. Cependant, un peu plus loin (pag. 69), le même Wichmann fait remarquer que la compression n'est pas la seule cause qui puisse provoquer la sortie de la semence ; mais, que des *hémorrhoïdes*, des ascarides, etc., peuvent agir de la même manière sur des vésicules séminales *affaiblies* et *sans ressort ;* et il rapporte même, pour appuyer cette remarque, une observation dans laquelle il attribue à des *hémorrhoïdes* les pertes séminales qui minaient un de ses malades.

On conçoit que ces obscurités, ces contradictions, très-communes, du reste, dans cette courte brochure, étaient plus propres à inspirer des doutes à tous les observateurs scrupuleux, qu'à résoudre la difficulté. Je crois que les granulations brillantes dont j'ai parlé, ne doivent laisser aucune incertitude sur la nature du nuage dans lequel on les observe. Des recherches microscopiques répétées ne me permettent pas de douter que ces nuages soient dus, en grande partie, à du sperme fort altéré, et je montrerai que ces points brillans viennent des vésicules séminales.

Pour bien observer tous les caractères dont je viens de parler, il importe de prendre quelques précautions.

Chaque émission doit être recueillie dans un vase séparé; car les urines rendues à différentes époques de la journée ne présentent pas toujours la même apparence. Ce sont ordinairement celles du matin qui sont plus chargées, surtout quand la nuit a été mauvaise; d'autres fois, ce sont celles qui succèdent à des excitations physiques ou morales des organes génitaux, à un refroidissement subit, à une digestion laborieuse, à une émotion violente, de quelque nature qu'elle soit. Souvent les urines sont parfaitement transparentes pendant toute une journée, pendant plusieurs jours même, et les malades éprouvent alors une amélioration notable dans toutes leurs fonctions.

Cette étude des urines permet donc de suivre toutes les oscillations de la maladie, d'apprécier les causes qui agissent le plus énergiquement sur chaque individu. Ces causes peuvent être différentes et même opposées: ainsi, par exemple, chez l'un, c'est un temps froid et sec; chez l'autre, au contraire, un temps chaud et humide. La connaissance de ces diverses influences est précieuse sous le rapport des indications.

Il est clair que les vases doivent être bien transpa-

rens , pour permettre toutes ces observations : les plus
commodes sont les verres dont on se sert pour conserver
les confitures, parce que le fond en est plat et mince ,
ce qui permet d'observer exactement le liquide dans tous
les sens ; mais les verres à Champagne forcent le dépôt
à se rassembler dans un espace plus étroit, ce qui est
avantageux quand on doit y puiser de l'urine pour la
soumettre à des recherches microscopiques.

§ V. *Complications*. — J'ai assez souvent insisté sur les
connexions intimes qui existent entre les organes urinaires et spermatiques , pour me dispenser d'entrer dans
de nouveaux développemens à cet égard. Je rappellerai
seulement qu'Hippocrate a consigné dans le livre VI des
Épidémies, sect. III, n° 28, un fait dans lequel cette
liaison intime est indiquée d'une manière bien remarquable. Il s'agit d'un ouvrier de la montagne qui rendait
l'urine et le sperme involontairement , οὖρα καὶ γονὴ οὐκ
ἔχετο. Ainsi les mêmes rapports ont existé dans tous les
temps entre les deux systèmes d'organes, et ils n'avaient
pas échappé au génie observateur du Père de la médecine.

J'ai fait voir dans un autre ouvrage (*Observations sur
les maladies des organes génito-urinaires*) l'influence des
rétrécissemens de l'urètre sur la production des pertes
séminales involontaires. Le temps a confirmé les idées
qui m'avaient été suggérées par mes premières remarques, et je suis de plus en plus convaincu que l'incurie
de la plupart de ces malades , leur susceptibilité, leur
disposition à l'hypochondrie ou au suicide, etc. , dépen-

dent de pollutions diurnes , très-difficiles à bien apprécier au milieu des symptômes produits par l'affection des voies urinaires. Je ne puis rien ajouter à ce que j'ai dit alors de ces pollutions; elles ne sont , d'ailleurs, qu'une complication de la maladie principale : sous le rapport du diagnostic , du pronostic , du traitement, c'est le rétrécissement du canal qu'il faut prendre pour point de départ.

J'en dirai autant des affections calculeuses, des catarrhes chroniques de la vessie, etc., qui sont, plus souvent qu'on ne pense, accompagnés de pertes séminales pendant la défécation et l'émission des urines.

Dans toutes ces affections des voies urinaires, le diagnostic des pollutions diurnes est nécessairement obscurci par les symptômes prédominans; ces émissions n'ont pas d'ailleurs la même importance que dans les cas simples , puisque tout doit être subordonné à la maladie principale. C'est pourquoi je me contente de rappeler aux praticiens la fréquence de ces complications, et l'influence qu'elles doivent avoir sur la constitution du malade et sur l'ensemble des phénomènes morbides.

La dernière espèce de typhus décrite par Hippocrate, paraît devoir son caractère spécial à une complication de l'affection principale avec des pertes séminales très-graves; car il dit que le malade a des pollutions fréquentes pendant son sommeil : καὶ ἐξονειρώσσει θαμινά , et souvent il perd aussi sa semence en marchant : πολλάκις δὲ καὶ βαδίζοντι αὐτῷ ἐξέρχεται ἡ γονή : il est pâle transparent, maigre et faible ; ses clavicules, ses joues principalement, sont desséchées, ses yeux très-enfoncés ; sa peau a une couleur foncée due à l'atrabile ; ses alimens lui pèsent. La maladie dure au moins deux ans, et quelquefois vingt. Elle n'affecte que ceux qui ont passé leur vingtième année, etc. Quelque opinion qu'on se forme de cette espèce de *typhus*, il est évident qu'Hippocrate attribue aux pertes séminales une grande influence sur la marche et la durée de cette maladie, si ce n'est sur sa production; ce qui montre de plus en plus combien ce profond observateur a mis de soin à étudier toutes les pertes séminales dans leurs nuances les plus variées, combien il en avait senti l'importance.

§ VI. *Autres pollutions diurnes.* — Ce n'est pas seulement pendant l'émission des matières fécales et des urines que les pollutions diurnes ont lieu ; elles peuvent encore être provoquées par la plus légère excitation des organes génitaux, et même par des contractions convulsives et tout-à-fait spontanées des vésicules séminales.

Je ne reviendrai pas sur ce que j'ai dit des pollutions provoquées par l'équitation, par le mouvement d'une escarpolette, ou la suspension du corps à l'aide des bras, etc., ces évacuations pouvant être considérées comme volontaires, quoiqu'elles indiquent aussi dans ces organes une exaltation de sensibilité qui tient déjà de l'état morbide. Je ferai seulement observer qu'une apparence de santé ne doit pas endormir la vigilance du praticien sur les dangers futurs de ces évacuations bizarres ; car elles changent peu à peu de caractère, et la disposition congéniale des organes oppose encore une difficulté de plus à leur guérison. L'observation de

Frank prouve combien il importe de ne pas les négliger, même chez les individus qui en ont éprouvé, dans une circonstance particulière, les plus heureux effets. On a vu (pag. 323) que ce jeune homme avait été guéri d'une maladie grave, par trois pollutions nocturnes abondantes : dans la suite il resta sujet à ces évacuations ; elles alternèrent avec d'autres, qui avaient lieu pendant l'émission des urines : ces dernières devinrent si abondantes, qu'il y avait quelquefois plus d'un pouce de sperme dans le fond du vase. « Nous aurions toujours cru, *selon les auteurs*, ajoute Frank, que ce fluide blanc, très-semblable à la semence, était fourni par la prostate ; mais, un jour que nous nous trouvions ensemble dans une voiture, comme nous allions rapidement sur un chemin pierreux et que nous étions rudement secoués, tout à coup au milieu de la conversation, sans aucune idée lascive, il nous avertit qu'il sentait couler involontairement son *urine;* mais le liquide qui s'était échappé, nous présenta évidemment l'odeur, la couleur, la consistance de la liqueur séminale (1). » On peut juger par là des variations que le temps et les circonstances peuvent apporter dans les pertes séminales involontaires.

Chez le malade de Henri Van-Heers, dont j'ai déjà parlé sous un autre rapport (tom. II, pag. 4), la susceptibilité de la verge était tellement exaltée, que le simple frottement de la chemise suffisait pour déterminer

______

(1) *De gonorrhea*, t. 3, p. 248.

unc perte séminale. Boërhaave a donné des soins à un homme de 50 ans, dont les organes génitaux étaient tellement *affaiblis,* que le sperme s'échappait toutes les fois qu'il éprouvait un commencement d'érection; car elle n'était jamais complète, et la semence s'écoulait goutte à goutte, au lieu d'être lancée avec force; bien entendu que ce malade était impuissant. Tissot, qui rapporte le fait (page 95), ajoute en note : « Ce symptôme est » très-fréquent parmi les personnes qui se sont épuisées, » et il contribue à entretenir l'épuisement. La plus petite » tentative produit un commencement d'érection qui est » suivie d'un *écoulement.* » Il y a dans cette note, comme dans tout l'ouvrage de Tissot, beaucoup d'exagération et une confusion fâcheuse d'idées. Il est certain que du sperme peut s'échapper après une excitation quelconque des organes génitaux, sans que le malade fasse aucun effort pour uriner ou pour aller à la selle ; mais, ces faits sont loin d'être *très-fréquens,* car ils supposent une susceptibilité extraordinaire des vésicules séminales, et, ce qui prouve combien ils sont rares, c'est que chaque praticien n'en a guère vu qu'un exemple. D'un autre côté, Tissot a certainement confondu une sécrétion abondante de mucus et de fluide prostatique avec du véritable sperme, puisqu'il ne parle que d'un *écoulement,* tandis que le fluide expulsé des vésicules séminales sort toujours brusquement, et non d'une manière continue.

Duprest-Rony rapporte, dans sa *Dissertation sur le satyriasis,* l'observation d'un jeune homme de vingt ans, épuisé par des abus à peine croyables, amoureux d'une jeune femme dont il se croyait aimé : « Quand par

» hasard elle jetait sur lui un coup-d'œil, il entrait en
» érection et ne tardait pas à éjaculer. La nuit, il avait
» des pollutions fréquentes, etc. »

Le Dr Sainte-Marie, dans sa préface de la *Traduction de Wichmann* (pag. 15), décrit avec beaucoup de détails la position d'un maître à danser de 22 ans, d'une haute stature et d'apparence robuste, qui était devenu presque subitement impuissant, après avoir joui d'une vigueur remarquable. « Il n'éprouvait aucune espèce
» de désir; cependant, si la vue d'une belle femme
» arrêtait un peu son attention, la semence, excitée
» par ce simple désir moral, s'écoulait aussitôt sans lui
» causer d'autre satisfaction que celle d'un liquide chaud
» qui s'échappe par le canal de l'urètre. La même chose
» arrivait lorsqu'il allait à cheval, et en marchant,
» par le seul frottement de la chemise, si le gland n'était
» pas exactement recouvert par le prépuce. Il perdait
» souvent sa semence *pendant le sommeil,* sans érection
» et même sans y être invité par des rêves voluptueux;
» il suffisait pour cela qu'il fût couché sur le dos. »
Les testicules étaient mollasses, flétris et moitié plus petits, au dire du malade, que du temps de sa plus grande vigueur.

Cette observation est assurément très-curieuse; mais il est difficile de comprendre pourquoi Sainte-Marie a voulu séparer cette maladie des pollutions diurnes, que Wichmann avait déjà distinguées de toutes les autres pertes séminales involontaires. Ce fait montre, au contraire, de la manière la plus évidente, la nécessité de rapprocher les unes des autres toutes ces nuances de la même maladie, pour en avoir une idée nette et complète, puisque ce malade avait, en même temps, des pollutions nocturnes tout-à-fait passives, par conséquent très-graves. Un peu plus loin (pag. 22), le Dr Sainte-Marie rapporte un autre exemple de pollutions diurnes, plus singulier encore, le seul de ce genre qui fût venu à sa connaissance.

« Un jeune homme, célibataire, studieux, observant
» par piété une sévère continence, maigre, sensible,
» irritable, ayant les organes générateurs bien conformés,
» mais susceptibles des plus légères impressions, est
» sujet à perdre sa semence, toutes les fois qu'il éprouve
» une *violente impatience*. Le sperme s'échappe alors vive-
» ment comme dans l'acte du plaisir, avec un chatouil-
» lement agréable, et un léger gonflement de la verge
» que l'on peut regarder comme une érection commen-
» cée. Cette éjaculation est toujours accompagnée de
» *mouvemens convulsifs,* et laisse après elle une grande
» faiblesse. Le malade m'a raconté qu'il éprouva pour
» la première fois cette incommodité, étant au collége
» dans la classe de rhétorique, un jour de composition
» pour les prix, après avoir cherché inutilement pendant
» un quart d'heure, un mot, un seul mot, dont il avait
» besoin pour terminer son travail. Pressé par l'heure
» où son devoir devait être remis au régent, et ne pouvant
» trouver ce qu'il cherchait, il fut saisi d'une si vive
» impatience, que la semence s'échappa avec les circon-
» stances que j'ai décrites ci-dessus ; c'était aussi pour la
» première fois de sa vie qu'il perdait de la semence.... »
Sainte-Marie attribue avec raison cette disposition à la

prédominance du système nerveux des organes génitaux.

J'ai rapporté (pag. 218 et suiv.) trois exemples de pollutions diurnes, provoquées par une extrême impatience, peu après la puberté, et dans des circonstances semblables à celles que décrit Sainte-Marie. J'ai également attribué ces accidens à la susceptibilité des organes génito-urinaires, en me fondant principalement sur ce que ces individus avaient éprouvé, dans leur première enfance, des émissions involontaires d'urine lorsqu'ils étaient soumis aux mêmes impressions. J'ai rapproché de ces pollutions, celles qui avaient été provoquées par une vive frayeur, par le mouvement d'une escarpolette, ou par quelque autre impression subite et profonde. J'ai fait voir que ces accidens, peu graves en eux-mêmes, méritent cependant une sérieuse attention par la disposition qu'ils annoncent à une spermatorrhée opiniâtre, et par les indications que le praticien peut tirer plus tard de ces renseignemens, pour le choix des moyens à employer.

J'ai vu d'autres malades qui avaient des pollutions diurnes dans l'état de repos le plus parfait, sans aucune provocation physique ou morale. Lorsqu'ils étaient, par exemple, assis à leur bureau, occupés des sujets les plus sérieux, ils éprouvaient tout à coup une sensation pénible, quelquefois un élancement subit dans la profondeur du périnée, puis des contractions spasmodiques brusques, répétées, qui finissaient ordinairement par une évacuation que rien ne pouvait empêcher. Ils parvenaient quelquefois à faire cesser cette sensation en se levant brusquement, en se pinçant la peau, etc.; mais, la catastrophe s'achevait à la première émission des urines. Plusieurs fois, j'ai cru que ces symptômes étaient dus à la présence des ascarides dans le rectum; mais, le plus souvent, je n'ai pu les attribuer qu'à une disposition spasmodique des vésicules séminales, à une irritation particulière des nerfs distribués à ces parties.

Sainte-Marie revenant (pag. 29) sur le fait que j'ai cité, est disposé à regarder ces contractions spasmodiques des vésicules séminales comme des espèces d'*épilepsies locales,* se fondant sur Van-Helmont qui attribue l'asthme convulsif à une épilepsie des poumons. Cette idée devait se présenter à l'esprit des praticiens qui ont bien observé les faits de cette nature; aussi n'est-elle pas nouvelle, comme le pensait Sainte-Marie. J'y reviendrai bientôt.

Les pollutions diurnes dont je viens de parler, n'ont pas lieu pendant l'expulsion des matières fécales et des urines; mais les mêmes malades éprouvent presque toujours, soit avant, soit après ces émissions, et même simultanément, des pollutions nocturnes ou diurnes ordinaires. Toutes ces nuances, même les plus extraordinaires, ne constituent donc qu'une seule et même maladie, à formes très-variables, qu'il faut étudier séparément pour en avoir une idée nette, mais qu'il ne faut jamais séparer d'une manière absolue, puisqu'elles peuvent se modifier, se remplacer successivement chez le même individu, suivant les phases de la même maladie. Ces distinctions tranchées, étroites, sont contraires à la vérité, nuisibles à l'intelligence complète des faits, et ne peuvent avoir aucune application utile.

On a pu remarquer que, dans tous ces cas, comme dans ceux de pollution ordinaire, nocturne ou diurne, le sperme est expulsé subitement, en quantité notable chaque fois, et à des intervalles plus ou moins éloignés. Ces émissions irrégulières, intermittentes, brusquement abondantes, ne peuvent donc pas être confondues avec les écoulemens uniformes, lents et continus, fournis par la prostate, l'urètre et les glandes de Cowper. Je ne saurais trop reproduire cette observation, qui s'accorde si bien d'ailleurs avec l'anatomie et la physiologie, parce qu'elle établit le diagnostic d'une manière simple et sûre. Elle aurait pu suffire, pour éviter ou terminer des discussions qui, depuis deux mille ans, changent de forme et de nom, sans changer de caractère et sans recevoir de solution définitive.

§ VII. *Gonorrhée.* — C'est ici le lieu d'examiner les opinions de ceux qui ont admis un *écoulement continu du sperme,* une *gonorrhée simple* ou *vraie,* etc. ; opinions qui ont jeté tant d'obscurité et de défaveur sur l'étude des pollutions diurnes.

Arétée est probablement la source de toutes les erreurs qui ont été émises à cet égard.

Celse a parlé des pertes séminales abondantes qui ont lieu sans rapports sexuels, sans rêves érotiques, et qui conduisent, avec le temps, à la consomption. (Lib. IV, cap. 1, sect. VII, nº 5.) Ce passage est bien laconique, sans doute ; mais il ne contient rien qui puisse faire naître une idée fausse.

Galien admet bien (*De locis affectis,* lib. VI, cap. 6) sous le nom de *gonorrhée* une excrétion habituelle et involontaire de sperme, sans érection ; état qu'il met en opposition avec le priapisme ; mais , ce qui prouve qu'il ne regarde pas la *gonorrhée* comme un *écoulement continu* de sperme, c'est que, après avoir parlé des émissions qui ont lieu quelquefois pendant l'épilepsie et les convulsions , il fait remarquer que les organes excréteurs du sperme pourraient bien être affectés séparément de convulsions ; de même qu'on voit les pieds , les mains , les doigts qui participent aux accès d'épilepsie, éprouver aussi quelquefois des contractions involontaires , tout-à-fait isolées ; de sorte que l'évacuation du sperme ne serait pas toujours due à la faiblesse des parties destinées à le retenir, etc. ; pensée profonde et parfaitement présentée.

Arétée, au contraire , décrit très-explicitement sous le nom de *gonorrhée*, un véritable *écoulement* de semence, *continuel, insensible*, affectant aussi les *femmes*. On voit qu'il n'est pas possible de s'y méprendre, et la mention faite ici des *femmes* est surtout caractéristique.

Toutes les fois qu'il est question de pertes séminales , cette fameuse description est citée avec plus ou moins d'admiration , et même comparée à celle d'Hippocrate, comme un autre modèle d'observation profonde et de style élevé. Pour mon compte , après avoir relu bien des fois, dans le texte original , cette amplification verbeuse, ampoulée et remplie d'erreurs , je suis resté convaincu qu'Arétée n'a jamais vu de véritable pollution diurne (1).

______

(1) Je donne ici la traduction complète de ce long passage, afin que chacun puisse en juger : « La gonorrhée est *sans*

C'est donc à cette description, si souvent citée, qu'il faut attribuer les erreurs sans nombre, les discussions

---

danger, mais elle est désagréable et dégoûtante, *même à l'oreille*. Si l'impuissance et le relâchement s'emparent *des humeurs* et des parties génitales, le sperme *coule* comme *à travers une partie froide* ; il ne peut s'arrêter même dans le sommeil : que le malade dorme ou qu'il veille, *l'écoulement* est *continuel* et *insensible*. Les *femmes* elles-mêmes ont cette maladie ; mais l'écoulement a lieu avec démangeaison des parties, sentiment de plaisir et désir impudent du coït. — Les *hommes* n'éprouvent point cette démangeaison. — Ce qui *coule* est liquide, transparent, *froid*, incolore, impropre à la fécondation ; car, comment la nature, étant froide, pourrait-elle émettre une semence féconde ? Si le malade est jeune, il vieillit à l'extérieur ; il devient lâche, sans vigueur, paresseux, sourd, faible, couvert de rides, sans énergie, pâle, blanc, efféminé, dégoûté de tout aliment, et froid ; ses membres sont pesans, ses jambes engourdies ; il est impuissant, et tout l'accable. Cette maladie conduit, chez plusieurs, à la paralysie ; car, comment les nerfs n'en souffriraient-ils pas, lorsque les organes qui président à la reproduction de la vie, sont refroidis ? Une semence pleine de vie, nous rend hommes, chauds, forts, velus, intelligens, actifs, et donne de la force à la voix. C'est ce que montre l'homme. Ceux dont la semence n'est pas pleine de vie, sont couverts de rides, faibles, sans poils et sans barbe, efféminés ; ils ont la voix aiguë : c'est ce que montrent les *eunuques*. Ceux qui sont sobres de leur semence, sont puissans, hardis, robustes comme les animaux sauvages ; c'est ce que prouvent les athlètes tempérans. Ceux, en effet, qui sont naturelle-

interminables, qui ont rendu la question de plus en plus obscure.

D'après ces premiers erremens, on a continué jusqu'à Boërhaave à considérer les *écoulemens* de l'urètre comme *spermatiques*, et c'est probablement en réagissant contre cette erreur, que le savant Hollandais a été conduit à s'élever contre toute idée d'évacuations séminales sans érection, sans plaisir.

Morgagni a démontré par une série de travaux irréprochables la véritable source de ces écoulemens, et il a bien soin de faire remarquer, avec sa rectitude ordinaire, que Boërhaave est allé trop loin...; mais, il reste dans la mauvaise voie suivie depuis Arétée, quand il ajoute que le sperme peut *s'écouler* sans ces phénomènes, soit parce que les orifices des conduits éjaculateurs sont *relâchés* ou *corrodés*, soit parce que le sperme est trop *aqueux*. (Morgagni, *epist.* XLIV, 16.) On voit qu'il ne s'agit toujours que de l'*écoulement*, en quelque sorte, mécanique du sperme; ainsi, toute la difficulté

---

ment plus forts que les autres, deviennent, par intempérance, beaucoup plus faibles qu'eux : le contraire arrive s'ils sont tempérans. Le sperme est la seule chose qui rende les animaux robustes. Quand il est plein de vie, il contribue à la santé, à la force, à l'audace, à la génération. Le *satyriasis* conduit ordinairement à la *gonorrhée*. (Arétée de Capadoce ; *Des causes et des signes des maladies chroniques*, liv. II, chap. 5.)

Qu'on relise après cela le tableau si clair, si précis et si large de la *consomption dorsale !!!*

consistait à savoir si le sperme peut ou non s'écouler d'une manière *continue*, et c'est Arétée qui a le premier jeté ce mauvais germe dans la science.

Tissot n'a décrit nulle part les pollutions diurnes ; partout il se contente de dire que le malade avait un *écoulement* de sperme, qu'il perdait sa semence d'une manière *continue;* ou bien, qu'il avait une *gonorrhée simple*. Mais, ce qui prouve l'incertitude de ses idées à cet égard, c'est l'embarras qu'il éprouve pour distinguer ces prétendus *écoulemens* de sperme, des blennorrhées ordinaires. (*Voy.* sect. XII.) Tissot avait vu, comme tous les praticiens, beaucoup de blennorrhées très-anciennes, qui n'exerçaient aucune influence appréciable sur la santé; il avait remarqué qu'elles affaiblissent moins certains individus qu'une seule émission séminale ; mais il avait aussi vu des malades qui, avec des écoulemens semblables, perdaient leurs forces, tombaient dans le marasme, dans l'impuissance, etc.; et il en a conclu que ces deux écoulemens ne pouvaient être de même nature, que les premiers étaient prostatiques, muqueux, etc., et les derniers *spermatiques*. Cette conclusion eût été péremptoire si Tissot avait démontré préalablement que ces accidens ne pouvaient dépendre de quelque complication; mais ce doute ne lui est même pas venu. Cependant, il ne suffisait pas d'avoir admis cette distinction, il fallait l'établir sur des caractères propres à chacun des deux liquides, et, comme il n'en existe pas, Tissot ne put s'appuyer que sur l'état général de l'économie. Mais, ce mode d'appréciation était beaucoup trop vague, trop incertain pour satisfaire les esprits un peu positifs.

Aussi l'ouvrage de Tissot, malgré les nombreuses observations qu'il contient , laissa-t-il la question encore plus embrouillée qu'avant sa publication , parce qu'on ne trouva nulle part le moyen de distinguer les prétendus *écoulemens* spermatiques, de ceux qui ne le sont pas.

Frank a donné une description beaucoup plus complète des causes et des symptômes de pertes séminales involontaires (*loc. cit.*); il a joint quelques faits trèscurieux à ceux que l'on connaissait déjà; il a développé quelques aperçus trop négligés; mais, imbu des idées d'Arétée et de Tissot, il a défini la gonorrhée : « *L'écou- » lement morbide de la semence* ou *d'un liquide analogue, » soit continu et goutte à goutte, soit sans érection com- » plète, etc.* » Le reste de ce chapitre, comme on pouvait s'y attendre après ce début, n'est qu'un mélange inextricable d'erreurs et de vérités. Ainsi Frank attache la même importance aux pertes séminales tout-à-fait accidentelles qu'à celles qui constituent une maladie ; il range indistinctement parmi les causes, un lavement trop chaud et une attaque d'épilepsie; enfin, ce qu'il y a de plus fâcheux, il parle toujours de la *femme* en même temps que de l'homme, dans toutes ses descriptions des symptômes, dans tous ses raisonnemens sur les évacuations fournies par les deux sexes , soit pendant le coït, soit à l'état morbide, et cette confusion perpétuelle n'est guère propre à faire comprendre ses idées vagues et complexes sur ce qu'il appelle *gonorrhée*.

On devait s'attendre à trouver dans Wichmann plus de lumières sur ce point obscur, et cependant il n'est

pas, en réalité, plus précis que ses devanciers : « Il
» ne faut pas, dit-il (page 57), confondre la pollution
» diurne, dont nous allons traiter, avec la *gonorrhée* qu'on
» appelle *simple,* avec la *vraie gonorrhée,* pour parler plus
» exactement et selon l'étymologie, qui consiste dans un
» *écoulement continuel* et *goutte à goutte de semence;* maladie
» que quelques auteurs, et, entre autres, Tissot qui en a
» peint les suites avec les plus vives couleurs, disent
» avoir observée dans les individus adonnés à la mas-
» turbation, par l'effet du relâchement extrême des orga-
» nes générateurs. »

On voit par cette distinction même que Wichmann
admet encore une *gonorrhée simple ;* seulement, il ne
veut pas qu'on puisse la confondre avec l'objet spécial
de ses recherches, par la même raison qu'il en sépare
aussi les pollutions *nocturnes,* c'est-à-dire, parce qu'il
veut circonscrire son sujet. Il trouve, à la vérité, peu
satisfaisantes les descriptions que *Sauvages, Cullen, Gau-
bius,* etc., donnent de cette *gonorrhée;* il avoue son
incertitude sur le sens véritable que Tissot y attache,
et craint fort que la plupart des médecins n'aient confondu cet *écoulement continuel de semence avec d'autres
maladies* (*Voy.* pag. 39); mais il ne cherche pas même
à indiquer des caractères propres à faire distinguer ces
écoulemens spermatiques de ceux qui ne le sont pas. Il
laisse donc la difficulté exactement dans l'état de vague
et d'obscurité qu'il vient de signaler.

Quant à Sainte-Marie, il rectifie dans une note (pag.
78), l'expression dont s'est servi Wichmann en disant
que les malades affectés de pollutions diurnes *éjaculent*

la semence; mais, il tombe dans une autre exagération, quand il ajoute qu'ils la perdent par un *flux paisible* et *modéré*, qu'elle *coule* au lieu d'être lancée avec force (pag. 78). Il y a du vrai dans les deux assertions suivant les cas, comme je l'ai fait voir; mais les expressions de Sainte-Marie ne sont guère propres à faire distinguer la *pollution diurne* de la *gonorrhée vraie*. Il les confond même à la page 7 de sa préface, et n'émet du reste aucun doute sur l'existence de la dernière. Ainsi, les éclaircissemens de Sainte-Marie ne font qu'embrouiller encore davantage la question.

Swédiaur a cru probablement être plus précis en admettant, indépendamment des pollutions diurnes décrites par Wichmann, une *blennorhée de la prostate*, qu'il définit : « Un écoulement morbifique de cette glande, » *mêlé quelquefois de la liqueur des vésicules séminales,* » principalement pendant le jour, sans désir vénérien. » Comment Swédiaur a-t-il supposé que la sécrétion des vésicules séminales pût jamais être séparée du sperme et s'écouler sans l'entraîner? Au reste, les effets qu'il attribue à cet *écoulement*, sont précisément ceux que produisent les pertes séminales involontaires. « Cette » maladie, dit-il, est bientôt suivie de faiblesse ou débi- » lité générale; cet épuisement est accompagné d'émacia- » tion générale du corps, et il mène par degrés *à la mort,* » si le malade a différé, comme cela n'arrive que trop » souvent, à consulter un médecin éclairé, ou que les » moyens convenables n'aient pas été employés à temps. » Cette marche rapide, ces symptômes effrayans peuvent-ils être attribués à un simple écoulement muqueux ?

Mais ce n'est pas tout; suivant Swédiaur lui-même, cet écoulement prostatique n'a lieu, chez certains individus, que lorsqu'ils vont à la selle, etc. (1) Il ne manquait que ce dernier trait pour constater l'identité complète de cette *blennorrhée de la prostate* avec la *pollution diurne* de Wichmann.

Enfin, Cullérier distingue, au contraire, deux spermatorrhées, l'une consistant dans une perte de sperme et d'*humeur prostatique*, l'autre dans l'expulsion de la liqueur *séminale pure* pendant les efforts de la défécation (2); ce qui revient en d'autres termes à la distinction de Swédiaur. La dernière espèce rentre complétement dans les pollutions diurnes décrites par Wichmann.

A travers toutes ces opinions, il est facile de reconnaître l'influence d'Arétée, affaiblie ou modifiée par l'opposition des observateurs les plus exacts. On accorde d'abord, que tous les *écoulemens* de l'urètre ne sont pas spermatiques, mais on persiste à croire que certains d'entre eux ont ce caractère; en conséquence, on leur donne le nom de *gonorrhée simple* ou *vraie*, et comme *c'était la seule que connussent les anciens*, cet éclectisme semble concilier les compilateurs et les praticiens. Mais, de nouvelles discussions sont bientôt suscitées par d'autres opposans, et conduisent à une autre transaction, aussi peu satisfaisante que la première.

______

(1) *Traité des maladies syphilitiques*, tom. I, p. 137 et s.
(2) *Dict. des Sc. méd.*, tom. XIX, pag. 4.

Le *sperme* suivant les uns, la *liqueur des vésicules séminales* suivant d'autres, peut s'écouler en même temps que l'humeur *prostatique*. Cependant, chose bien remarquable, au milieu de toutes ces modifications, on n'abandonne jamais complétement l'hypothèse d'Arétée ; on suppose toujours que la *semence s'écoule* d'une *manière continue* et *goutte à goutte,* et l'on ne s'aperçoit pas que c'est là précisément qu'est la cause unique de toutes ces discussions.

Cependant, une opinion défendue avec avantage par des observateurs éclairés et consciencieux, devait reposer sur des faits plausibles. Il existe, en effet, dans les affections des organes génitaux, des complications fréquentes et bien propres à faire illusion sur la véritable cause du dépérissement des malades. Tous les écoulemens chroniques de l'urètre, quelle qu'en soit la cause, ont de la disposition à se compliquer de pertes séminales involontaires, ainsi que je l'ai fait remarquer dans un grand nombre de cas. Cette coïncidence fréquente s'explique de la manière la plus simple, quand on veut bien se rappeler les rapports qui existent entre les canaux éjaculateurs et la prostate, source principale de ces écoulemens. Ce n'est pas qu'il faille, avec Morgagni, supposer que les petits sphincters de ces conduits excréteurs ont été détruits, ou du moins écaillés, par quelque ulcération développée dans le voisinage : cette hypothèse mécanique serait trop rarement applicable ; mais l'inflammation ou l'irritation de la surface prostatique, s'étend avec la plus grande facilité aux dernières ramifications des organes spermatiques, et je n'ai pas besoin de rappeler ici les funestes conséquences de cette propagation (1).

Quand ces blennorrhées ne sont accompagnées que de pollutions nocturnes, il est difficile de se tromper sur la véritable cause des dérangemens qu'on peut observer dans la santé; mais, quand les pollutions nocturnes ont disparu, et surtout, quand il n'y a jamais eu qne des pollutions diurnes, le malade ne tient compte que de l'écoulement, et l'homme de l'art, mal informé, privé d'ailleurs de données positives pour établir son diagnostic, rapporte aussi tous les accidens à la *blennorrhée*.

Mais, ce n'est pas tout; ces écoulemens chroniques sont souvent intermittens, et, lorsqu'ils ne cessent pas tout-à-fait, ils diminuent beaucoup dans certains momens.: or, c'est précisément quand ils reparaissent, ou s'exaspèrent, que la position de ces malades s'aggrave, parce que les pollutions diurnes reviennent ou augmentent en même temps, par l'effet de la liaison intime de la membrane muqueuse de l'urètre avec celle des organes spermatiques. Dans des circonstances aussi insidieuses, les praticiens qui ne connaissaient pas les véritables pollutions diurnes, devaient nécessairement attribuer l'impuissance, etc., à la *blennorrhée;* et, comme ils rencontraient dans leur pratique beaucoup d'autres écoulemens chroniques, qui ne produisaient pas la moindre altération dans la santé, ils devaient arriver à cette conséquence, que les uns étaient *spermatiques* et les

---

(1). *Voyez* surtout le chapitre II de cet ouvrage.

auḍres purement *muqueux, prostatiques,* etc. Ils ne pouvaient cependant donner aucun caractère distinctif de ces deux espèces d'écoulemens, parce que, en réalité, ils n'avaient jamais observé qu'une seule et même sécrétion.

Ce défaut de caractères *locaux* propres à faire distinguer les deux maladies, a conduit les observateurs sévères à nier l'existence des *écoulemens spermatiques;* mais les autres se sont fondés pour les défendre sur les symptômes *généraux,* et la question est restée sans solution, parce que personne ne s'est demandé si ces effets attribués à *l'écoulement continu* de l'urètre, ne seraient pas dûs à de véritables *pollutions diurnes* inaperçues du malade. Ainsi, toute la discussion a roulé, comme à l'ordinaire, sur des faits incomplets, admis trop légèrement.

En résumé, le sperme ne s'écoule jamais d'une manière *continue et goutte à goutte,* comme la matière de la *blennorrhée* ou de la *leucorrhée,* ainsi qu'on l'a si souvent répété depuis Arétée. Mais, les écoulemens chroniques de l'urètre se compliquent très-facilement de pertes séminales involontaires, qui ont lieu, comme à l'ordinaire, d'une manière intermittente et en quantité plus ou moins grande chaque fois. Elles varient avec ces écoulemens et par les mêmes influences, en sorte que les malades se trompent facilement sur la véritable cause des oscillations de leur santé, lors même qu'ils ont des pollutions nocturnes (*Voy.* n° 114); à plus forte raison, quand ce sont des pollutions diurnes, et surtout quand les écoulemens qui les accompagnent, sont le résultat d'excès vénériens ou de masturbation.

Depuis que mon attention est fixée sur ces maladies, je n'ai jamais vu d'écoulemens chroniques produire les symptômes attribués à la *gonorrhée vraie* : toutes les fois que j'ai rencontré ces symptômes, il existait en même temps des pertes séminales ordinaires. Les exemples cités par les auteurs ont tous été recueillis par des praticiens qui ne connaissaient pas les pollutions diurnes, car Wichmann et Sainte-Marie n'en parlent pas d'après leurs propres observations.

Au reste, pendant plusieurs années, j'ai soumis au microscope de la matière rendue par l'urètre, d'une manière *lente* et *continue*, dans les circonstances les plus variées, et je n'y ai jamais trouvé de zoospermes ; ce que je dis par avance, pour ne laisser aucun doute sur la nature constante de ces *écoulemens* de l'urètre.

Cette discussion a sans doute été bien aride, bien minutieuse ; mais il fallait en finir avec une question si souvent controversée. Les mêmes faits équivoques se représenteront tous les jours ; il était donc indispensable d'apprécier la valeur des interprétations que les auteurs ont donnée de ces faits, et de remonter jusqu'à la source première d'une erreur qui s'est reproduite sous tant de formes.

§ VIII. *Impuissance*. — La perte de la virilité, lorsqu'elle ne peut être attribuée à aucune cause apparente, doit être rangée parmi les symptômes locaux de pollutions diurnes, et même parmi les plus certains.

Il est évident qu'on doit faire abstraction ici de l'influence exercée par les progrès de l'âge, par des maladies graves, ou des lésions des testicules, etc. Il est encore d'autres cas qu'il faut bien distinguer de l'impuissance *habituelle* et *acquise*, la seule dont il puisse être question dans ce moment : j'ai besoin de les indiquer avec précision.

Sous l'empire de fortes impressions morales, ou de circonstances défavorables, de quelque nature qu'elles soient, les organes génitaux peuvent ne pas répondre aux désirs les plus énergiques; quelquefois même, c'est le trouble produit par la violence de la passion qui s'oppose seul à sa manifestation extérieure. Ces catastrophes sont arrivées à ceux qui s'y croyaient le moins exposés, et c'est la difficulté de les expliquer qui a fait supposer, dans les temps d'ignorance, des maléfices capables de *nouer l'ai-guillette;* mais, cet état violent se dissipe avec les causes qui l'avaient occasioné, et le même individu, placé dans d'autres conditions, retrouve à l'instant toute sa vigueur première. Ces mésaventures accidentelles ne doivent donc pas être confondues avec l'impuissance *habituelle*.

J'ai fait voir ailleurs combien les organes génitaux diffèrent d'énergie et d'activité suivant les individus. Parmi ceux qui se trouvent les plus disgraciés, il en est chez lesquels l'évolution ne s'est opérée que d'une manière incomplète; quelques-uns même n'ont jamais éprouvé un commencement de puberté. J'ai vu un homme d'environ trente ans, extrêmement gras, sans barbe, sans poils au pubis, dont la verge et les testicules paraissaient appartenir à un enfant de sept à huit ans; aussi n'avait-il jamais éprouvé d'érections, ni de désirs vénériens. Cet exemple peut être regardé comme le type de l'impuissance *congéniale*. Il est rare qu'elle soit aussi complète ; mais, dans aucun cas, elle ne peut être confondue avec celle dont il est ici question, car elle n'est pas survenue inopinément : on ne peut la regarder comme un symptôme de maladie acquise, c'est l'état permanent d'un individu mal organisé.

D'un autre côté, l'impuissance *morbide* a aussi ses degrés qu'il importe de signaler. Certains malades n'ont jamais d'érections complètes ; d'autres n'en éprouvent qu'accidentellement, par exemple, au moment du réveil, quand la vessie et le rectum sont distendus ; mais elles n'acquièrent pas le même degré d'énergie, lorsqu'ils sont en rapport avec une femme. Enfin, chez d'autres, la sensibilité des organes est telle que l'émission a lieu immédiatement, au moindre contact, sans que la rigidité des corps caverneux soit complète. Dans ce dernier cas, le moins grave et le plus commun de tous, il y a encore *impuissance*, quoique l'intromission soit possible, puisque la fécondation ne peut être le résultat d'un acte aussi précipité, dans lequel la liqueur fécondante ne saurait atteindre le col de l'utérus. Ici, l'impuissance ne fait que commencer ; elle est aussi peu prononcée que possible ; cependant, quand elle dure depuis quelque temps, on peut être sûr qu'elle est déjà due à des pertes séminales involontaires. Celles qui ont lieu pendant l'émission des urines et des matières fécales, peuvent seules être complétement ignorées de celui qui les éprouve. Ainsi, quand un malade se plaint d'une diminution notable et permanente dans l'énergie de ses fonctions génitales, sans cause apparente, on peut être convaincu qu'il a des pollutions diurnes.

Dans tous les cas de pollutions nocturnes ou diurnes que j'ai rapportées, le premier symptôme qui a décelé le commencement de la maladie, a toujours été une diminution notable dans l'énergie et la durée des érections ; tandis que l'éjaculation devenait, au contraire, plus facile ; on a vu que, par la suite, les évacuations devenant encore plus précipitées, tout-à-fait involontaires, les tissus érectiles cessent complétement de répondre aux sollicitations les plus directes, les plus variées ; quelquefois même alors, le sang paraît s'en retirer, au lieu d'y affluer ; car la verge est plus rétractée que dans l'état ordinaire de repos. Le simple rapprochement de ces deux ordres de phénomènes suffit pour expliquer leur connexion et leur marche en sens inverse. Plus les évacuations sont répétées, moins les zoospermes sont développés et vivaces, moins ils influent sur les vésicules séminales ; il arrive même une époque où le sperme n'en contient plus que des ébauches.

D'un autre côté, j'ai rapporté ailleurs (t. II , p. 61), l'observation d'un militaire complétement privé de sensibilité dans les organes génitaux, et tourmenté par un priapisme continuel, qu'il désirait faire cesser en provoquant des évacuations séminales, soit par la masturbation, soit par le coït, mais sans pouvoir jamais y parvenir. J'ai vu, depuis, plusieurs cas analogues, et j'en ai encore un sous les yeux. Les journaux de médecine en contiennent beaucoup d'autres, dans lesquels les mêmes circonstances sont mentionnées. Il résulte de tous ces faits que la perte complète de la sensibilité dans le gland, dans la peau du pénis et dans celle du scrotum, ne diminue en rien l'aptitude aux érections les plus énergiques, ainsi qu'aux rêves érotiques ; ce qui prouve que ces phénomènes ne dépendent pas, comme on le croit assez généralement, de l'appareil extérieur de la génération.

A cette occasion, je rappellerai d'autres faits non moins concluans, et qui forment, avec ces derniers, le contraste le plus frappant, je veux parler des cas dans lesquels les pollutions les plus accablantes sont provoquées par la matière sébacée accumulée sous le prépuce. L'irritation entretenue à la surface du gland y développe une sensibilité excessive, qui s'étend quelquefois jusqu'à la peau de la verge et du scrotum. C'est évidemment à cette exaltation de la sensibilité qu'il faut attribuer les pertes séminales involontaires. Or, plus cette sensibilité augmente, plus les érections diminuent ; c'est lorsque la susceptibilité du gland est plus exaltée qu'elles cessent complétement. Ainsi, tout prouve que l'énergie des érections n'a aucun rapport avec le degré de sensibilité des organes extérieurs de la génération. La cause première de toute érection *normale* est donc la présence d'un sperme bien élaboré dans les vésicules séminales : sans cette condition essentielle, toutes les excitations directes ou indirectes n'auraient aucune action sur les tissus érectiles, comme l'éprouvent tous les jours les malades affectés de pertes séminales un peu graves.

Comment les vésicules séminales agissent-elles sur ces tissus ? Il est probable que c'est par l'intermédiaire des rameaux du plexus hypogastrique, qui se distribuent aux réservoirs du sperme et aux vaisseaux dont le lacis forme les corps caverneux, le tissu spongieux de l'urètre et celui du gland. Ce réseau nerveux qui se mêle au système capillaire dans les tissus érectiles, peut seul expliquer l'orgasme dont ils deviennent le siége, quand une vive excitation s'y propage; car, les rameaux nombreux du plexus hypogastrique, fréquemment anamostosés entre eux, établissent une espèce de communauté entre les diverses parties des organes excréteurs du sperme. C'est par ce même réseau nerveux qu'il faut expliquer ces érections provoquées par l'action des ascarides sur le rectum, par un trop long séjour des matières fécales dans cet intestin, par la distension de la vessie pendant le sommeil. L'action des ascarides, en particulier, est bien remarquable par sa ressemblance avec celle des zoospermes, surtout chez les enfans, si exposés à ces érections *pathologiques*, quoiqu'ils n'aient pas encore de zoospermes. C'est donc au système nerveux ganglionnaire, qu'il faut rapporter les phénomènes si capricieux, si involontaires de l'érection, et l'apparition des rêves érotiques pendant le sommeil : c'est au système cérébrospinal qu'il faut attribuer les contractions convulsives de l'éjaculation, l'influence des passions, de l'imagination, etc., sur l'ensemble de l'appareil.

En résumé, toute impuissance, même celle qui tient aux progrès de l'âge, à l'ablation des testicules, etc., est due à l'absence du stimulus normal des vésicules : une impuissance *habituelle et acquise* est un des signes les plus certains des pollutions diurnes.

Voyons maintenant par quels moyens on peut constater matériellement l'existence de la maladie.

§ IX. *Chimie.* — L'analyse des matières animales est trop compliquée, trop incertaine dans ses résultats, pour que les praticiens puissent l'employer à distinguer le sperme du mucus, du fluide prostatique, etc. : peut-être un jour trouvera-t-on un réactif assez caractéristique pour déceler promptement et sûrement la présence de la liqueur séminale au milieu des mélanges les plus compliqués ; mais je n'ai encore rien appris de satisfaisant à cet égard, et mes essais n'ont pas été plus heureux. L'emploi de l'eau chaude sur une tache suspecte pour favoriser l'évaporation des particules odorantes, n'est pas à la rigueur un procédé chimique, et l'odeur du sperme est trop fugace pour être appréciée par des organes olfactifs aussi obtus que ceux de l'homme : il n'est donc pas possible de compter sur une épreuve aussi vague, quelque attention qu'on y apporte, quelque perfection que puisse acquérir un sens par l'effet d'un exercice répété.

§ X. *Microscopie.* — Depuis la découverte des zoospermes, il semble que leur présence dans la liqueur séminale aurait dû fixer l'attention de tous ceux qui ont cherché les moyens de la distinguer des liquides avec lesquels on peut la confondre ; mais les recherches microscopiques ont été long-temps discréditées, par suite de l'imperfection des instrumens dont on devait se servir, et surtout à cause des conséquences hasardées qu'on s'était hâté de tirer d'un petit nombre d'observations incomplètes.

Les premiers microscopes employés n'étaient que de fortes loupes, et ne permettaient pas d'augmenter beaucoup le grossissement des objets, sans diminuer dans la même proportion la netteté des formes : on concevrait même difficilement aujourd'hui comment Leuwenhoek a pu faire tant d'observations précieuses avec un pareil instrument, si l'on ne savait qu'il employait une partie de sa vie à fabriquer ses lentilles et l'autre à s'en servir. Cependant toute sa patience et son habileté n'ont pu le soustraire aux illusions qui devaient naître de la petitesse et de la confusion des images. Ceux qui ont voulu vérifier ses assertions, se sont pressés de nier ce qu'ils n'avaient pu voir, ou d'y suppléer par l'activité de leur imagination. Buffon, qui n'avait rien de ce qu'il fallait pour des recherches longues et minutieuses, s'est précipité dans des hypothèses prématurées, qui provoquèrent d'abord l'enthousiasme et bientôt l'incrédulité. Ceci explique suffisamment l'éloignement des praticiens pour un moyen d'investigation qui devait leur inspirer si peu de confiance.

Il est évident qu'un excellent microscope est indispensable à l'étude des zoospermes, puisqu'il a fallu les perfectionnemens récens de l'optique, pour faire cesser les discussions soulevées par les recherches de Leüwenhoek et de Hartsœker. J'ai pu, du reste, en juger par moi-même.

D'après les éloges donnés par M. Raspail au microscope simple, je me suis servi d'abord d'un de ceux qui portent son nom, et je dois avouer qu'après une année d'incertitudes, j'ai acquis la conviction qu'il fallait toute son habileté pour l'employer à l'étude des zoospermes. Je me suis servi plus tard du microscope de Selligue : il m'a suffi dans les circonstances les plus favorables ; mais j'ai vu combien il était insuffisant pour

les observations délicates , depuis que j'ai employé celui
de MM. Georges Oberhaeuser et Trécourt (1).

---

(1). Les modifications qu'ils ont apportées dans la distribution de la lumière sur l'objectif, permettent facilement de
distinguer les contours des objets sous une ampliation de 1080
fois. Il n'est pas ordinairement nécessaire d'employer un pareil grossissement , mais il est bon de pouvoir s'en servir quelques instans, sans que les formes perdent de leur netteté ;
c'est ce qu'il est facile d'obtenir en employant un diaphragme
capillaire avec un réflecteur concave. L'appareil de M. Dujardin a besoin d'être mis au point pour chaque expérience ; il
peut se salir ou se déranger facilement. Le diaphragme capillaire est exempt de tous ces inconvéniens ; c'est donc une
amélioration qu'apprécieront tous ceux qui sont obligés d'employer habituellement de très-forts grossissemens. Il importe
aussi de pouvoir se servir de la lumière artificielle, pour ne
pas être arrêté par les variations solaires ou par la chute du
jour. C'est moins une lumière très-brillante qu'on doit chercher, qu'une lumière constante ; celle qui vient du ciel ou des
nuages blancs est la plus favorable, parce qu'elle fatigue moins
la vue. Celle des lampes est plus vive et dessine encore plus
nettement les objets ; mais il faut éviter la vacillation de la
flamme en modérant la combustion au lieu de l'augmenter ;
comme on est presque toujours tenté de le faire. Quand on a
parfaitement reconnu certaines formes à l'aide d'un fort grossissement, on peut aisément les retrouver avec de plus faibles;
mais elles ont toujours besoin d'être parfaitement nettes. Je
crois que l'étude des zoospermes est celle qui exige les meilleurs microscopes ; j'ai du moins trouvé toutes les autres
beaucoup plus faciles. Mais il ne suffit pas encore d'avoir un

L'étude des zoospermes exige quelques précautions spé-

---

bon instrument, il faut apprendre à s'en servir ; car tous les sens ont besoin d'éducation, surtout quand on les sort de leurs habitudes. Il faut aussi savoir parer aux incidens qui troublent souvent les observations les plus simples. Avant de se servir d'un objectif ou d'un oculaire, il serait bon d'en examiner toujours la surface à la loupe : si elle est ternie par de la poussière, il faut éviter, en soufflant dessus, d'y projeter de la salive ; si elle est salie par des parties adhérentes, on ne peut les enlever qu'après les avoir humectées avec la vapeur de l'haleine et en se servant d'une peau de chamois, ou mieux encore d'un morceau de moelle de sureau. Il est aussi des dispositions naturelles dont il faut tenir compte. Les individus sanguins ne peuvent se livrer à des recherches microscopiques un peu prolongées, sans éprouver des étourdissemens ; l'injection facile de leurs vaisseaux capillaires nuit bientôt à la netteté de leurs perceptions. Ce qu'ils ont de mieux à faire lorsque ces phénomènes se présentent, c'est de suspendre complétement leurs recherches. Le même conseil doit être donné à ceux qui sont très-nerveux, dès qu'ils éprouvent du malaise, des impatiences. Ceux qui ont habituellement les yeux irrités, larmoyans, etc., qui éprouvent facilement des palpitations, de l'oppression, des tremblemens, etc., doivent renoncer à des recherches qui altéreraient leur santé, sans leur offrir de compensation. Enfin, il faut souvent beaucoup de temps et de patience pour suivre des recherches un peu délicates, et la plupart des observations doivent être répétées, variées à l'infini, avant de laisser une complète conviction ; car les illusions sont d'autant plus faciles, qu'on emploie de plus forts grossissemens.

ciales: comme ils ne peuvent être observés que par réfrac-
tion, il faut avoir soin que le porte-objet, traversé par la
lumière, soit exempt de bulles, de raies, et qu'il ait partout
une épaisseur égale. Je sais que plusieurs années d'expérience peuvent dispenser de beaucoup de précautions;
mais on n'en saurait trop prendre en commençant. Le
liquide à examiner doit être recouvert d'un autre verre,
aussi mince que possible, et travaillé exprès. Les feuilles
de *mica* dont on s'est servi long-temps, ne sont jamais
aussi transparentes et présentent toujours des fissures,
des irisations qui peuvent tromper ceux qui ont le
plus d'habitude de s'en servir. Le petit verre mince est
indispensable pour diminuer, autant que possible, l'é-
paisseur du liquide et en rendre la couche parfaitement
uniforme, pour ralentir son évaporation et prévenir son
contact avec la lentille de l'objectif; car la vivacité de
la lumière diminue en raison de la masse qu'elle traverse,
et la confusion augmente avec le nombre des objets
superposés; une évaporation rapide entretient dans le
liquide un mouvement perpétuel; l'objectif peut être
terni par la vapeur, surtout lorsqu'on se sert de forts
grossissemens qui exigent un rapprochement très-con-
sidérable; quand la matière s'est desséchée sans être
couverte d'une lame de verre, sa surface est irrégulière
et change l'aspect des objets; enfin il s'y dépose des
corps étrangers, et la préparation ne peut être conservée.

Une seule goutte de liquide suffit pour une observation
complète, et même une plus grande quantité a presque
toujours des inconvéniens. Il faut presser le petit verre
mince dont on la recouvre, afin de l'étaler, d'arrêter

promptement les courans qui s'y établissent, et de faire disparaître les bulles d'air qui peuvent s'y trouver emprisonnées. Il y a des cas dans lesquels ces bulles d'air permettent de mieux distinguer certains objets ; mais il faut bien connaître les corps qu'on étudie, quand on les voit à travers une bulle d'air, pour ne pas se tromper sur leurs véritables dimensions. Quoique les deux verres paraissent se toucher, les zoospermes se meuvent dans leur intervalle avec une entière liberté, tant qu'ils conservent de l'énergie, et que l'évaporation n'a pas fait trop de progrès, ce qui peut durer plusieurs heures ; du reste, une goutte d'eau tiède favorise et prolonge beaucoup leurs mouvemens. Quelque mince que soit la couche de liquide, elle ne peut être embrassée dans toute son épaisseur par un très-fort grossissement ; il faut donc faire monter et descendre continuellement le foyer, pour être sûr que rien n'échappe à l'observation. Cette précaution est surtout importante dans les cas de pollutions diurnes, puisqu'il n'existe souvent que deux ou trois zoospermes dans la goutte de liquide qu'on a déposée sur le porte-objet.

Il faut aussi changer souvent la position du miroir réflecteur, pour faire varier l'intensité et la direction de la lumière. Les zoospermes sont souvent d'une grande transparence dans les cas pathologiques, et la lumière la plus vive, la plus perpendiculaire, n'est pas celle qui permet de les mieux distinguer.

Il est aussi fort utile de faire varier la densité du liquide, soit en y ajoutant de l'eau, soit en le laissant dessécher. Le sperme contient des matériaux qui proviennent des vésicules séminales, de la prostate et de l'urètre. Quand la couche du liquide est trop épaisse, ces matériaux masquent les zoospermes. Une goutte d'eau appliquée sur les bords du petit verre mince, pénètre au-dessous, et les zoospermes sont plus isolés, en même temps que leurs contours sont rendus plus apparens par la diminution de densité du liquide. D'un autre côté, quand le pouvoir réfringent des zoospermes diffère peu de celui de la liqueur séminale, leurs parties les plus minces sont traversées par la lumière sans apporter à l'œil des sensations distinctes. On n'aperçoit alors que des globules très-petits, ovoïdes, très-brillans, terminés par une petite pointe. Dès que l'eau commence à pénétrer entre les deux verres, un mouvement rapide empêche de distinguer nettement les objets qui passent; mais, quand le calme est rétabli, on aperçoit la queue des zoospermes, et leurs dimensions semblent avoir augmenté, ce qui tient à la diminution de densité du liquide ambiant. L'eau ordinaire suffit pour obtenir ce résultat : il est plus sensible quand on y ajoute une petite quantité d'alcool ; mais, plus tard, les formes des zoospermes en sont altérées. Il vaut donc mieux n'employer que de l'eau quand on veut conserver la préparation.

L'évaporation amène quelquefois dans la liqueur séminale des changemens non moins remarquables ; il m'est arrivé, dans plusieurs cas pathologiques, de ne rien distinguer au milieu du liquide pendant une demi-heure, une heure et même plus, et d'y voir apparaître tout à coup un animalcule, puis dix, puis cent dans l'espace de quelques minutes. Le lendemain, quand la dessiccation était complète, je n'en retrouvais plus de traces, ou bien je n'en distinguais plus que les queues, le reste étant empâté dans le mucus desséché ; mais l'absorption d'une goutte d'eau amenait la reproduction des phénomènes observés la veille. J'ai eu plus de cinquante occasions de voir les mêmes faits, et je dois en conclure que cette transparence des zoospermes est très-commune dans les maladies graves.

Il est facile de se rendre compte de ce qui se passe dans cette circonstance. Quand le pouvoir réfringent des zoospermes est le même que celui du liquide ambiant, la lumière traverse le tout de la même manière, et la masse paraît homogène ; mais l'évaporation agit plus promptement sur le liquide que sur des corps organisés ; et quand la différence de densité change le pouvoir réfringent, la forme des zoospermes se dessine momentanément, parce qu'ils sont devenus plus transparens que le reste. Quand le desséchement est complet, tous les zoospermes qui se trouvent empâtés dans la matière disparaissent de nouveau, parce que le pouvoir réfringent est redevenu le même pour le mucus et pour les zoospermes complétement secs. L'absorption d'une certaine quantité d'eau reproduit les mêmes phénomènes, aussi souvent qu'on le veut, et dans tous les temps, parce que la matière emprisonnée entre deux lames de verre n'éprouve aucune altération appréciable.

Après le desséchement de toute la liqueur séminale, les zoospermes qui sont restés isolés, paraissent avoir pris un tiers ou même moitié plus de développement dans tous les sens, ce qui tient à ce que les parties les plus

transparentes se dessinent complétement. Il y a des zoospermes de poissons, de mollusques qu'on ne peut bien
voir que dans cet état de desséchement, parce que leur
queue est si grêle, si transparente, qu'elle échappe d'abord
au plus fort grossissement des meilleurs microscopes. Il
est bon alors d'étendre d'eau la liqueur séminale, afin
de bien disséminer les zoospermes, et de les observer
jusqu'à ce que le desséchement soit complet; c'est aussi
dans cet état définitif qu'il faut comparer les zoospermes
appartenant à des individus différens ou à des époques
différentes, car c'est alors seulement qu'on peut être certain de les retrouver toujours dans des conditions parfaitement identiques. Mais, chez la plupart des mollusques,
des crustacés et des poissons, le desséchement altère plus
ou moins les formes; il en est de même dans toutes les
espèces dont les zoospermes ont peu de consistance. Il est
donc indispensable de les examiner dans tous les états.

Enfin, il arrive quelquefois que deux zoospermes sont
superposés de manière à faire voir deux têtes naissant
d'une même queue, et plus souvent encore, deux queues
se séparant d'une seule tête; mais, il suffit de faire pénétrer une goutte d'eau entre les deux verres, pour opérer
un déplacement qui fait cesser toute illusion.

Je suis entré dans tous ces détails, parce que des observations inexactes, adoptées trop légèrement par des savans
distingués, ont accrédité de graves erreurs, qu'il eût été
facile d'éviter en prenant les précautions dont je viens
de parler. J'aurai l'occasion de revenir sur quelques
autres; mais je dois indiquer ici la voie qui me parait
la plus simple pour acquérir l'habitude d'observer les

animalcules dans le sperme normal, afin d'arriver promptement à les reconnaître dans les cas pathologiques.

Après tout acte vénérien, il reste toujours assez de liqueur séminale dans l'urètre, pour suffire à des études microscopiques précises et complètes. Il est donc inutile de chercher d'autres matériaux pour ces premières expériences, ce qui n'est pas indifférent sous bien des rapports. Quand le canal est exprimé peu de temps après l'acte, on en obtient toujours de la liqueur séminale, et une seule goutte déposée sur le porte-objet, laisse apercevoir des milliers d'animalcules qui s'agitent comme des têtards entassés dans une mare d'eau stagnante : seulement la queue des zoospermes est relativement plus longue, plus mince, et, près de son insertion, la tête présente un point très-brillant. Toutefois, le nombre même de ces animalcules empêche d'en suivre exactement les mouvemens ; il faut étendre la liqueur d'une certaine quantité d'eau et presser le petit verre mince qui les recouvre, afin de les disséminer : c'est sur les bords qu'on les trouve plus isolés. Si l'eau est à la température du corps, on voit les mouvemens devenir plus libres et plus vifs, jusqu'à ce que l'évaporation ou le refroidissement devienne sensible. En prévenant ces deux causes de perturbation, on peut entretenir le mouvement des zoospermes pendant plusieurs heures.

Quel que soit le temps qui s'est écoulé depuis l'acte vénérien, il existe toujours des animalcules vivans dans l'urètre, tant qu'ils n'ont pas été entraînés par une émission d'urine. Quoique l'ouverture du gland soit parfaitement sèche et que l'expression du canal dans toute sa longueur n'en puisse faire sortir la moindre humidité, on peut cependant y trouver des animalcules vivans la première fois que l'urine est rendue; il suffit pour cela de n'en laisser pénétrer d'abord dans l'urètre qu'une très-petite quantité, et de recueillir sur une lame de verre la première goutte qui se présente. D'après ce que je viens de dire, il est évident que cette première goutte de liquide se trouve précisément dans les conditions les plus favorables à l'observation microscopique du sperme; car il est délayé dans plusieurs fois son volume d'urine à la température du corps, et cette urine remplace ici, de la manière la plus simple, l'eau tiède qu'il aurait fallu ajouter pour observer convenablement les mouvemens des zoospermes. Il est vrai qu'il se trouve dans ce mélange plus de mucus, de fluide prostatique et de débris d'épithélium, que dans le sperme recueilli peu d'instans après le coït; mais les animalcules y sont si bien isolés, ils s'y meuvent avec tant de vivacité et d'énergie, qu'il est impossible de ne pas les distinguer au premier coup-d'œil de tout ce qui les entoure.

Ce procédé est donc le plus naturel et le plus prompt qu'on puisse employer pour se familiariser avec ces recherches; il n'exige pas qu'on s'y livre immédiatement, avec précipitation, et, ce qui est bien plus important, il peut être appliqué à tous les cas de pollutions diurnes, à la place de tous les moyens compliqués et incertains qui ont été conseillés jusqu'à présent pour arriver au même résultat.

Il est clair que les mêmes expériences pourraient être faites, à la suite des pollutions nocturnes, par ceux qui y seraient sujets; car il reste toujours des animalcules dans l'urètre après toutes les évacuations séminales, de quelque manière qu'elles aient eu lieu. C'est même ce qui fait que ce procédé est exactement applicable à l'étude des pollutions diurnes. Mais, on pourrait tomber dans plus d'une erreur en commençant par des cas pathologiques. C'est dans l'état de santé que le développement des zoo-spermes est le plus parfait ; c'est après l'acte vénérien qu'ils sont plus actifs et qu'ils vivent plus long-temps : ce sont donc des circonstances que les praticiens doivent choisir, pour s'habituer à les reconnaître plus tard.

Après avoir donné les moyens de répéter , de vérifier mes observations microscopiques, il me reste à en faire connaître les résultats.

§ **XI.** *Zoospermes.*—Sur *trente-trois* cadavres , je n'ai trouvé que *deux fois* des animaux spermatiques dans les testicules. L'un de ces deux individus était mort le lendemain d'une chute; l'autre avait succombé à une gastro-entérite aiguë. La liqueur séminale était plus abondante chez le premier et contenait aussi plus d'animalcules dans la même quantité de liquide. Quant aux autres malades, ils avaient langui à l'hôpital fort long-temps pour des affections chroniques. Un seul avait succombé en deux jours à une péritonite aiguë ; mais il avait 73 ans. Chez ces trente-un malades , les testicules étaient mous, pâles et comme flétris ; leur section offrait un aspect grisâtre et ne laissait écouler aucun liquide ; le tissu était presque sec, fort peu injecté ; on pouvait facilement isoler les canaux sécréteurs les uns des autres , les développer sur le porte-objet sans les rompre. Ils renfermaient des globules très-brillans, exactement semblables entre eux, presque du volume de la tête des zoospermes, dix fois plus petits que les globules du sang ou de mucus, différant d'ailleurs de ces derniers par la constance et la régularité de leurs formes. Ces corps brillans, qui remplaçaient les zoospermes, méritent d'être remarqués à cause de leur analogie avec ceux que présente le sperme de l'homme et des animaux dans certaines circonstances.

Pour bien observer ce qui existe dans les canaux sécréteurs des testicules, il faut d'abord en étaler une portion sur le porte-objet; après l'avoir examinée à sec, faire pénétrer de l'eau entre les deux verres et suivre les changemens qui s'opèrent dans l'aspect des parties; comprimer ensuite le verre pour aplatir les parois du conduit, les rompre et faire sortir une partie du contenu; il faut enfin, revoir le tout quand la dessiccation est complète; car c'est alors qu'on distingue mieux les zoospermes restés dans les canaux.

Dans l'épididyme, je n'ai trouvé de zoospermes que chez les deux individus dont les testicules en contenaient aussi; chez tous les autres, je n'en ai rencontré que dans le canal déférent, ou dans les vésicules séminales. Il n'en existait même nulle part chez le malade âgé de 73 ans. Il m'a paru que les animalcules étaient d'autant moins nombreux, que les individus avaient souffert plus long-temps; le plus souvent alors je n'en ai rencontré que dans les vésicules séminales. Quoi qu'il en soit, plus les zoospermes étaient rares, plus ils étaient difficiles à voir à cause de leur extrême transparence. Ce n'était qu'après une heure ou deux que l'on commençait tout à coup à les apercevoir au milieu d'un liquide qui jusqu'alors avait semblé tout-à-fait homogène. Leurs dimensions étaient celles des animalcules les mieux développés ; mais ils étaient pâles dans toute leur étendue et plus transparens que le liquide ambiant. Une dessiccation complète les faisait disparaître de nouveau. L'absorption d'une petite quantité d'eau et son évaporation reproduisaient les mêmes phénomènes. J'en ai donné l'explication plus haut. Ils prouvent que la densité des zoospermes peut être moindre, momentanément, que celle du liquide ambiant; que, par conséquent, leur texture est beaucoup plus lâche qu'à l'état normal.

C'est surtout dans les cas de phthisie, de carie verté-brale, de tumeur blanche, que j'ai eu plus de peine à distinguer les animalcules, probablement parce que ces maladies ne causent la mort qu'après un temps très-long. Ceux qui voudront répéter ces recherches, devront donc choisir des sujets dont la constitution n'ait pas été pro-fondément altérée, et se rappeler que les zoospermes peuvent n'apparaître qu'au moment où la liqueur acquiert un certain degré de consistance. Il est possible que l'opinion de MM. Prévost et Dumas sur les fonctions des vésicules séminales, soit due *en partie* à cette cause d'erreur. C'est sans doute encore la même circontance qui a fait dire d'une manière trop absolue à Burdach et à M. Mandl, que la liqueur séminale des malades ne contient plus de zoospermes.

J'ai presque toujours trouvé dans les vésicules, surtout au fond des anfractuosités, une matière épaisse, grumeleuse, brillante, variable pour l'aspect, la couleur et la consistance, mais ressemblant assez à de la colle plus ou moins dense, plus ou moins transparente : sous un grossissement nécessaire pour observer des zoospermes, les grumeaux de cette matière paraissent énormes, irréguliers, plus ou moins opaques, sans forme constante. Ce sont évidemment des produits de la membrane interne des vésicules séminales ; car on les retrouve avec des caractères analogues dans les *vésicules accessoires* du hérisson, du rat, etc., qui ne renferment jamais d'animalcules, et ne communiquent pas directement avec les canaux déférens : ces derniers d'ailleurs ne contiennent jamais rien de semblable dans aucune espèce. Cette matière est donc analogue à celle que produisent les follicules prostatiques, les glandes de Cowper, etc. Ses fonctions sont les mêmes ; mais elle mérite, sous beaucoup de rapports, une attention spéciale.

La sécrétion du sperme diminue dans toutes les maladies graves, comme on vient de le voir, et les évacuations séminales sont alors très-rares, surtout dans le dernier temps. Il n'est donc pas étonnant que les produits de la membrane muqueuse prédominent, chez ces malades, sur ceux du testicule, et que ce mucus particulier prenne plus de consistance par un long séjour dans les anfractuosités des cellules. De là vient la différence qu'on observe entre le sperme tiré des vésicules d'un cadavre, et celui qui est évacué par un individu bien portant. Cependant, à la suite d'une continence très-prolongée, on remarque souvent dans le sperme de l'homme le plus sain, des grumeaux plus ou moins volumineux et tout-à-fait distincts du liquide. Quand les émissions sont plus rapprochées, on peut encore y reconnaître des granulations de la même nature, mais beaucoup plus petites. Ces observations sont importantes pour l'explication de plusieurs symptômes de pollution diurne.

J'ai dit qu'en faisant uriner les malades dans un bain, on pouvait facilement reconnaître le sperme aux globules qui tourbillonnent au milieu du nuage formé vers la fin de l'émission. D'après ce qu'on vient de voir, il est évident que ces globules sont fournis par la membrane interne des vésicules séminales. On conçoit qu'ils peuvent manquer dans les cas très-graves où la sécrétion n'a pas le temps d'acquérir de la consistance ; mais leur présence ne peut laisser aucun doute sur l'existence de pollutions diurnes, puisqu'ils ne peuvent venir que des vésicules séminales. Au reste, j'ai trouvé des animalcules dans les urines de tous les malades qui avaient observé ce phénomène en prenant un bain.

Ces remarques sont exactement applicables aux globules que laissent déposer les urines dans certains cas de pollutions diurnes, et qui ont été comparés par les uns, à des grains de semoule, par d'autres, à des grains de millet, à des grains d'orge, etc., suivant leur volume. Ces globules s'aperçoivent dès que les urines viennent d'être rendues ; ils sont arrondis, très-mous, et ne donnent aucune sensation sous le doigt : on ne peut donc les confondre avec les sels urinaires, qui se déposent seulement quand les urines se refroidissent, qui ont une forme cristalline, et donnent sous le doigt la sensation bien distincte d'un corps dur. Le mucus vésical ne se dépose aussi que par le refroidissement, et il ne fournit pas de granulations brillantes, etc. Quant au pus, son aspect est facile à reconnaître. Enfin, j'ai trouvé des animalcules dans toutes les urines qui laissaient déposer de ces globules. C'est donc avec raison qu'ils ont été signalés comme des indices certains de pollutions diurnes, et cela se conçoit, puisqu'ils ne peuvent venir que des vésicules séminales.

J'ai fait remarquer aussi que, dans certains cas, les urines examinées par transparence laissent apercevoir au milieu d'un nuage floconneux des multitudes de *points brillans* tout-à-fait caractéristiques. En effet, ce sont des globules plus petits et par conséquent plus légers que ceux qui, chez d'autres malades, tombent au fond du vase. On ne les observe ni dans le mucus vésical, ni dans le fluide prostatique, qui pourraient seuls former des nuages analogues à ceux des pollutions diurnes. Ces points brillans proviennent donc aussi des vésicules séminales. Leur présence indique celle du sperme, ainsi que je l'ai vérifié souvent à l'aide du microscope. Je dois cependant prévenir ceux qui voudront répéter ces expériences, que ce n'est pas au milieu du nuage parsemé de ces points brillans qu'ils doivent chercher les zoospermes; car la densité de ces derniers les fait bientôt tomber dans la couche inférieure du liquide : c'est là seulement qu'il faut les chercher (1).

____

(1) Depuis que j'ai écrit ceci, l'on m'a apporté les organes génito-urinaires d'un homme d'environ quarante ans, qui est mort à la suite d'une rétention d'urine, provoquée par un

Les résultats de toutes ces observations faites sur le

---

rétrécissement de l'urètre, porté au point de produire la rupture du canal, une infiltration d'urine, etc. : il existait aussi de graves désordres du côté de la vessie et des reins. J'ai examiné au microscope le liquide contenu dans les vésicules séminales, dans le canal déférent, dans le testicule, et nulle part je n'ai trouvé de zoospermes bien ou mal conformés ; mais j'ai rencontré partout des corps *brillans*, sept à huit fois plus petits que les globules de mucus, tous parfaitement sphériques et semblables entre eux, du volume de la tête des animalcules de l'homme. Les canaux éjaculateurs étaient très-dilatés, les testicules flasques et pâles, mais exempts de lésion organique. Ainsi, voilà une affection des voies urinaires qui a certainement agi d'une manière profonde sur les fonctions des testicules, circonstance qui confirme ce que j'ai dit de l'influence de ces maladies sur la production des pertes séminales involontaires ; voilà du sperme dans lequel les animalcules manquaient complétement et se trouvaient remplacés par les *petits globules brillans* dont j'ai souvent parlé. Ceci n'est applicable qu'aux zoospermes des classes supérieures ; car, ayant eu récemment l'occasion de passer en revue les zoospermes, que je conserve ainsi entre deux lames de verre pour mes observations comparatives, j'ai retrouvé ceux des mammifères, des oiseaux et des reptiles dans le même état que le premier jour ; mais ceux des mollusques étaient complétement déformés et méconnaissables ; ceux des crustacés et des poissons m'ont paru altérés, mais à un moindre degré. On voit donc que l'organisation de ces zoospermes est d'autant plus parfaite et plus résistante, qu'ils appartiennent à des animaux d'un ordre plus élevé.

cadavre, peuvent donner une idée de l'influence des maladies graves et prolongées sur les fonctions des organes spermatiques. Mais, ce n'est pas seulement à l'état morbide qu'elles éprouvent de grandes variations; il peut exister des différences remarquables entre des individus bien portans, non-seulement pour la quantité de sperme fournie dans un temps égal, mais encore pour le nombre, l'aspect et les dimensions des zoospermes. J'ai observé, sous tous ces rapports, des différences d'un tiers, et même de moitié.

On se tromperait beaucoup en supposant que cette comparaison peut être difficile à établir. Rien n'est, au contraire, plus simple. Quand on conserve du sperme sous un verre mince, il est à l'abri de toute altération, et comparable dans tous les temps avec une autre préparation semblable. On peut alors les faire passer successivement sous les mêmes lentilles avec la même lumière, le même micromètre, et répéter ces comparaisons autant qu'on le veut. Rien n'est donc plus susceptible d'une précision mathématique. Le docteur Devergie a bien voulu mettre à ma disposition les préparations de ce genre qu'il a recueillies dans diverses circonstances, et j'y ai retrouvé des différences aussi grandes. Un de mes élèves, le D.ʳ Labat, a constaté (*Gazette des Hôpitaux,* 16 juin 1839) que les zoospermes d'une semence inféconde avaient la tête autrement conformée qu'à l'état normal : il a de plus signalé les modifications qu'ils éprouvent par suite des graves perturbations de l'économie.

Le D.ʳ Mandl dit que la micrographie peut décider maintenant des qualités fécondantes d'une liqueur séminale donnée, *par le développement des zoospermes qu'elle contient*, et il ajoute que, ayant eu l'occasion d'observer au microscope celle d'un homme stérile, il y a constaté « des animalcules *plus petits* qu'à l'ordinaire, parmi lesquels s'en trouvaient quelques-uns d'une configuration *particulière.* » *(Traité pratique du Microscope, p.* 159.*)* J'ai vu les dessins de ces zoospermes exécutés par Turpin ; ils sont très-remarquables par l'irrégularité qn'offre la tête, ou l'origine de la queue.

J'ai disséqué avec **M.** Milne Edwards un coq de huit ans, qui était devenu stérile après avoir été remarqué long-temps par sa fécondité. Tous les œufs des poules qu'il avait couvertes depuis près d'un an, étaient restés inféconds, quoique régulièrement couvés. En cherchant la cause de ce changement, nous avons trouvé le testicule gauche désorganisé, et nous n'avons pu découvrir aucun animalcule dans son canal déférent. Le droit était petit et flasque ; son canal déférent contenait peu de liqueur séminale, et nous n'y avons découvert qu'un très-petit nombre de zoospermes. Leur queue était si petite et si transparente, que nous ne l'aperçûmes qu'après le dessèchement du liquide. Le même jour, nous avons examiné un jeune coq très-fécond : ses testicules et ses canaux déférens étaient gorgés de sperme, comme à l'ordinaire : les animalcules s'y trouvaient entassés ; leur queue était deux fois plus longue et plus épaisse que dans le coq stérile : il y avait moins de différence dans le volume de la tête. Le tout a été mesuré au microscope et dessiné à la *camera lucida.* Ainsi, ce n'était pas seulement la liqueur séminale qui était plus abondante ; la même quantité de liquide contenait, peut-être, cent fois plus de zoospermes, et leur dimension était à peu près double.

Un de mes malades ayant eu, il y a douze ans, une double orchite, n'a jamais rencontré, depuis cette époque, la moindre trace d'animalcules spermatiques dans sa liqueur séminale. Ses observations méritent d'autant plus de confiance, qu'il est très-habile micrographe et qu'il a renoncé au mariage à cause de cette absence de zoospermes, qui lui a fait penser, avec d'autres circonstances, qu'il était impropre à la reproduction. Son testicule gauche est très-petit ; l'épididyme du droit plus dur que de coutume. Le D.ʳ Labat a vainement cherché des zoospermes dans la liqueur séminale d'un de ses malades, qu'il avait traité, dix-huit mois auparavant, d'une inflammation des deux testicules accompagnée de bubons. Ce jeune homme était également impropre à la reproduction, quoique robuste et assez ardent. Il est remarquable que dans les deux cas la liqueur séminale avait conservé son odeur caractéristique.

Le D.ʳ Devergie, cherchant à donner plus de certitude aux *signes de la mort par suspension*, a été conduit à examiner au microscope la matière contenue dans l'urètre, d'après cette considération, qu'une éjaculation plus ou moins abondante accompagne ce genre de mort, quand les individus sont dans un âge convenable. Voici quelques-uns des résultats de ses recherches. (Voy. *Annales d'hygiène et de médecine légale*, janvier 1839.)

Dans quelques cas, au lieu de zoospermes, il n'a rencontré dans l'urètre qu'une série de *petits corps ovoïdes*, ressemblant à des animalcules sans queue ; et presque toujours il a retrouvé, en même temps, les mêmes corps dans la liqueur extraite des vésicules séminales.

« Serait-ce donc là, dit-il, un état embryonaire du sperme, ou une liqueur séminale dans laquelle il y aurait un arrêt de développement dans les animalcules spermatiques? Cet état du sperme porterait-il avec lui le cachet de l'impuissance? Ce sont autant de questions que je ne saurais résoudre. Toutefois, ayant donné communication de cette note à **M.** Turpin, il me cita deux faits qui viendraient à l'appui de cette dernière opinion. Ce savant et habile micrographe a examiné le sperme de deux frères, l'un médecin, l'autre pharmacien, tous deux mariés depuis un certain nombre d'années et qui n'avaient pu avoir d'enfans. Chez tous deux, le sperme était dans les conditions que je viens de signaler, et ces corpuscules ovoïdes y ont été vus *vivans et se mouvant à l'instar des animalcules spermatiques.* »

Dans d'autres cas, le **D.**^r Devergie n'a trouvé qu'une très-petite quantité d'animalcules dans le sperme extrait des vésicules séminales, ce qu'il paraît attribuer à l'évacuation occasionée par la suspension; car il ajoute : « C'est ce qui s'observe chez le vivant, au fur et à mesure que le coït est plus souvent répété dans un court espace de temps. » Mais, pour que ce rapprochement fût exact, il faudrait que le sperme resté dans les vésicules eût eu le temps d'être délayé par une nouvelle sécrétion de la membrane interne, et c'est ce qui n'est pas admissible. Quoi qu'il en soit, c'est une chose bien remarquable que la rareté de ces animalcules, ou leur remplacement par ces corpuscules ovoïdes; car ces changemens sont précisément les suites ordinaires des pertes séminales les plus graves, et j'ai montré, par un grand nombre de faits très-frappans, combien cette cruelle maladie pousse au suicide. Ces divers rapprochemens peuvent donc conduire à des conséquences importantes sous tous les rapports (1).

§ XII. — Malgré la facilité avec laquelle on reconnaît les pollutions nocturnes, j'ai soumis au microscope la liqueur séminale recueillie, à la suite de ces évacuations, par des individus placés dans des conditions de santé très-variées : voici ce que j'ai observé.

Dans le principe, quand les évacuations sont encore rares, et que le sperme a conservé ses caractères distinctifs, les animalcules ne présentent rien de remarquable sous le rapport du nombre, des dimensions, etc. Mais, quand la maladie a pris assez de gravité pour influer sur le reste de l'économie, le sperme devient plus liquide, et les animalcules sont moins développés, moins vivaces. Toutefois, leur nombre ne diminue pas encore sensiblement; il m'a paru même augmenté chez quelques individus. Quand les érections commencent à diminuer,

---

(1) Je viens d'examiner les organes génitaux d'un sous-officier du train, qui s'est brûlé la cervelle pour un léger déficit dans ses comptes. La mort ayant été instantanée, je croyais trouver les organes spermatiques remplis de zoospermes; cependant, il n'en existait, au contraire, nulle part. Les testicules étaient pâles et flasques, et les épididymes fort altérés.

le sperme est encore plus aqueux; les dimensions des animalcules sont quelquefois d'un quart, d'un tiers plus petites qu'à l'état normal; la queue est difficile à distinguer avec un grossissement de 300 fois. Plus tard encore, les animalcules deviennent rares. Enfin, chez deux individus tombés dans le dernier degré de la consomption dorsale, le sperme ne contenait plus d'animalcules, quoiqu'il eût encore son odeur caractéristique. Examiné avec les plus forts grossissemens et toutes les précautions que j'ai indiquées ailleurs, je n'y ai jamais trouvé que des globules brillans, parfaitement semblables entre eux, à peu près de même volume que la tête des animalcules ordinaires. Le professeur Delille qui possède un excellent microscope d'Amici, et qui s'en sert tous les jours pour les recherches les plus délicates, a vu exactement de la même manière. Ces globules ressemblaient, sous tous les rapports, à ceux que l'on trouve dans les testicules des sujets morts à la suite d'une longue maladie.

Les observations microscopiques que j'ai faites sur le sperme rendu pendant la défécation, m'ont donné des résultats analogues. Lorsque ces pertes n'avaient lieu qu'accidentellement, à de longs intervalles, le sperme était épais, blanchâtre, imprégné d'une forte odeur, et rempli d'animalcules très-développés. J'ai pu même en trouver quelques-uns de vivans après une heure ou deux, surtout en été. J'en ai vainement cherché dans la petite goutte de matière filante et visqueuse, qui se présente ordinairement à l'ouverture du gland après les efforts prolongés que nécessite une violente constipation : je n'y ai vu qu'un liquide parfaitement transparent, dans

lequel nageaient des débris d'épithélium et des globules
de mucus, très-variables dans leurs formes et dans leurs
dimensions.

Quand ces évacuations deviennent fréquentes, habi-
tuelles, au point de constituer une véritable maladie ,
elles sont, en général, moins abondantes, et le sperme
perd insensiblement ses qualités normales. Les zoospermes sont ordinairement plus petits que dans l'état de
santé , et toujours beaucoup moins vivaces qu'après le
coït. Je conserve des préparations dans lesquelles ils
ont près de moitié moins de volume et de longueur qu'à
l'ordinaire, et il m'est arrivé plusieurs fois de n'en plus
trouver un seul *vivant* quelques minutes après leur expulsion. Tout étant préparé, les malades ont été à la
selle près de mon cabinet ; ils ont reçu la liqueur séminale sur un verre disposé exprès; je l'ai mis immédiatement au foyer du microscope, et déjà tous les zoospermes étaient complétement immobiles. L'addition d'une
goutte d'eau tiède n'a produit aucun effet. Ainsi , quelques minutes avaient suffi pour les faire périr.

Quand la maladie s'aggrave beaucoup, les zoospermes
deviennent rares : ils sont même quelquefois remplacés
par des globules ovoïdes ou sphériques , semblables à
ceux dont j'ai déjà parlé. Je n'ai rien trouvé de plus chez
trois malades arrivés au dernier degré de dépérissement,
et qui rendaient assez de sperme à chaque selle pour
remplir une cuiller à café. Je dis que c'était du sperme,
parce qu'on ne pouvait se méprendre à son odeur, et
que l'urètre n'expulse jamais subitement une aussi grande
quantité de mucus ou de fluide prostatique. Ces cas sont

extrêmement rares à la vérité, mais il serait d'autant plus fâcheux de les méconnaître, qu'il est plus urgent d'y porter remède ; car ce sont précisément les plus graves.

J'ai dit que les écoulemens continus ne sont jamais spermatiques, quelque ressemblance que la matière puisse avoir avec du sperme mal élaboré. En effet, je n'ai jamais rencontré d'animalcules dans les matériaux fournis par la blennorrhée ; je n'y ai jamais vu que des globules très-variés, des débris d'épithélium et des filamens qui paraissaient énormes sous le plus faible grossissement, très-longs, cylindriques, plus ou moins transparens, quelquefois rameux. Ces filamens proviennent de la coagulation du fluide prostatique dans l'urètre : ce sont eux qui tourbillonnent dans le premier jet d'urine, et qui préoccupent si souvent les malades. Je ne veux pas dire par là que je n'ai jamais trouvé de zoospermes chez les individus affectés de blennorrhée; mais ce n'est pas dans la matière même de l'écoulement que j'en ai rencontré, c'est dans celle qui s'était échappée brusquement et en masse, comme dans les pollutions diurnes ordinaires, c'est-à-dire, quand la blennorrhée était compliquée, ce qui est très-commun.

Dans quelques cas graves, ce n'est pas seulement pendant les efforts de la défécation que le sperme s'échappe, il suffit quelquefois que les muscles abdominaux se contractent fortement pour déterminer l'expulsion de quelques gaz. Les malades éprouvent alors de l'humidité à l'extrémité du gland ; s'ils expriment l'urètre et conservent le liquide sur une lame de verre, on y découvre des zoospermes, ordinairement en petit nombre et mêlés à des globules de mucus, à des débris d'épithélium, mais très-faciles à reconnaître, pour peu qu'on en ait l'habitude.

En résumé, les pertes séminales qui compliquent les écoulemens chroniques, en diffèrent par leur abondance, par leur instantanéité, par leur intermittence, et le microscope ne laisse aucun doute sur la nature du fluide.

Je dois faire observer cependant, que cet instrument ne fait alors que confirmer ce qu'apprennent les plus simples notions d'anatomie et de physiologie; car les glandes de Cowper, les follicules de la prostate et de l'urètre manquent de réservoir : leurs produits doivent donc s'écouler d'une manière lente et continue; ils ne peuvent augmenter momentanément que de quelques gouttes. Ainsi, toutes les fois qu'il s'y joint une émission subite et un peu copieuse, il faut supposer qu'elle provient des vésicules séminales, qu'elle est, par conséquent, spermatique.

C'est surtout pour la recherche du sperme contenu dans les urines, que le microscope a été mis à contribution avec ardeur. Quoique les procédés suivis jusqu'à présent doivent être remplacés tous par un plus simple, je dois dire ce que j'en sais et comment j'ai répété ces expériences.

Ayant toujours à ma disposition du sperme frais ou desséché provenant des malades, j'en ai mis une quantité égale dans de l'urine provenant d'une même émission, après avoir constaté qu'il contenait une grande quantité d'animalcules. Je ferai remarquer, en passant, que le sperme desséché spontanément peut reprendre exactement tous ses caractères après plusieurs années, quand on l'humecte lentement et sans l'agiter; non-seulement il recouvre son aspect, son odeur, etc., mais encore les animalcules reparaissent avec la forme qu'ils avaient avant la dessiccation. C'est d'abord sur du sperme desséché que j'ai agi, mais je me suis bientôt aperçu que les animalcules s'altéraient promptement dans l'urine; probablement parce que leur texture intime avait été modifiée par la sécheresse, quoique leurs formes ne fussent pas altérées. Depuis lors, je ne me suis plus servi que du sperme frais apporté par mes malades. Il a toujours produit dans l'urine un nuage rempli de *points brillans*, tout-à-fait semblables à ceux dont j'ai parlé à l'occasion des vésicules séminales, nuage qui restait ordinairement suspendu dans les couches inférieures de l'urine, mais qui s'élevait par la moindre agitation; tandis que le mucus se dépose au fond du vase et même y adhère, sans contenir d'ailleurs de *points brillans*. Cette expérience directe confirme donc exactement ce que j'ai dit ailleurs des urines qui contiennent du sperme.

Une observation non moins remarquable sous d'autres rapports, c'est la rapidité ou la lenteur de la décomposition des animalcules, suivant qu'ils proviennent de malades plus ou moins gravement affectés. Toute erreur à cet égard était impossible, car chaque verre portait le nom de l'individu et la date de l'immersion du sperme dans l'urine.

Les zoospermes ont disparu complétement vers le huitième jour, dans les cas les plus fâcheux, tandis que, dans d'autres, ils étaient encore reconnaissables après cinquante jours. Je n'en ai jamais retrouvé plus tard; mais, par analogie, je crois que le D.ʳ Donné a pu en reconnaître après trois mois d'immersion, puisqu'il a opéré sur de la liqueur séminale provenant d'individus bien portans.

Une résistance si prolongée à la décomposition est bien remarquable dans des êtres si petits et presque transparens ; surtout, quand on voit les formes des monades s'altérer quelques heures après la mort. Cette grande persistance de la forme des zoospermes annonce une organisation plus compacte, plus puissante qu'on ne la suppose ; elle suffirait seule pour faire distinguer les zoospermes des infusoires ordinaires. La résistance inégale des zoospermes à la décomposition dans l'urine, suivant qu'ils proviennent d'individus sains ou affectés de spermatorrhée plus ou moins grave, doit être rapprochée des différences que j'ai déjà signalées dans leur nombre, dans leurs dimensions, dans leurs formes, dans l'énergie et la durée des mouvemens. Toutes ces variations, si contraires aux idées reçues, suffiraient déjà pour indiquer que les animalcules sont des produits de l'organisme, et non des parasites.

Ayant mis dans l'urine des animalcules de mollusques, de crustacés et de poissons, je n'en ai plus trouvé de traces après quelques jours, tandis que ceux des mammifères et des oiseaux se sont comportés à peu près comme ceux de l'homme. Cette expérience comparative confirme bien ce que j'ai déjà dit des différens degrés de perfectionnement que peut acquérir la texture intime des zoospermes, suivant les espèces.

Quelques jours avant qu'ils disparaissent, leur surface s'altère, se déforme, et des globules apparaissent sur différens points, en sorte qu'on croirait quelquefois voir une seconde tête se développer à côté de la première. La queue semble aussi se rétrécir vers son insertion, etc. Je n'aurais pas parlé de ces effets naturels de la décomposition putride, s'ils n'avaient prêté à l'imagination de quelques observateurs superficiels, des argumens en faveur de la reproduction des zoospermes par *gemmiparité*, par *scission transversale*, etc.

Quand on examine journellement ce qui se passe dans les urines, on ne tarde pas à y voir paraître des monades, des vibrions, etc., dont le nombre augmente de jour en jour. Ces infusoires, dans leurs brusques mouvemens, impriment à tout ce qu'ils heurtent des déplacemens qu'on pourrait croire spontanés. Les vibrions ont quelque ressemblance avec la queue des animalcules; quand ils se trouvent confondus ensemble ou mêlés à des globules, on croirait souvent voir remuer des zoospermes. Je sais que de pareilles illusions ne peuvent tromper que des observateurs peu exercés ou préoccupés; mais je ne puis expliquer autrement certains faits, rapportés par Burdach avec une incroyable crédulité, pour soutenir une opinion non moins extraordinaire, celle de la génération spontanée des zoospermes dans les substances animales en putréfaction.

Voyons maintenant quels procédés on peut suivre pour les amener sous le foyer du microscope.

Leur densité les fait tomber à la partie la plus déclive du vase : c'est donc dans la couche inférieure de l'urine

qu'il faut les chercher. Le **D.**r Devergie verse le dépôt
dans un tube de verre, assez large, mais effilé par un
bout à la lampe. Après quelques heures de repos, il
coupe avec des ciseaux l'extrémité de la pointe, de
manière à ne laisser tomber qu'une très-petite quantité
d'urine sur le porte-objet. Je dois dire que je lui ai vu
employer son procédé avec un succès complet. Mais, en
supposant que tous les praticiens puissent y apporter la
même dextérité, ce procédé présente des inconvéniens
que l'observateur le plus habile ne peut éviter. Je fais
abstraction de la nécessité d'effiler chaque fois la pointe,
de décanter l'urine, de l'introduire dans le tube, etc. Il
se dépose ordinairement des cristaux par le refroidissement ; ils sont encore plus lourds que les animalcules.,
et s'opposent au passage de l'urine quand la pointe du
tube est coupée au-dessous de l'obstacle ; quand on arrive au-dessus des cristaux, l'urine tombe en masse,
couvre tout le porte-objet, et l'expérience est manquée.
D'autres fois, c'est par des matières filantes et tenaces
que le tube est obstrué. Ces difficultés se présentent d'autant plus souvent chez les malades affectés de pollutions
diurnes, que leurs organes urinaires sont ordinairement
irrités. Il paraît enfin que les zoospermes ne gagnent
pas toujours exactement la partie la plus déclive ; car
il m'est arrivé de n'en pas trouver dans des urines où j'en
avais vu la veille. Pendant que j'examinais les premières gouttes qui étaient tombées sur le porte-objet,
une nouvelle quantité de liquide s'était échappée, et c'est
probablement celle qui contenait les animalcules, car je
n'en ai pas trouvé dans le reste. Ce procédé, tout ingé-

nieux qu'il est, présente donc des difficultés et peut même être infidèle.

Le moyen le plus simple consiste à puiser, avec une pipette, l'urine qu'on suppose contenir du sperme. C'est la première pensée qui doit se présenter à l'esprit de quiconque a fait quelques expériences de chimie. Mais on ne puise pas toujours dans le point le plus convenable; on peut faire monter des animalcules dans la partie supérieure du tube, en y laissant pénétrer trop d'urine, et n'en plus avoir dans les deux ou trois gouttes qu'on laisse tomber sur le porte-objet; ou bien, il peut s'en échapper une trop grande quantité à la fois. Il m'est arrivé souvent de passer plusieurs séances sans rencontrer un seul zoosperme dans des urines où j'en avais mis, et d'en rencontrer du premier coup après en avoir vainement cherché la veille. Ce procédé, plus simple que le précédent, me paraît donc aussi plus infidèle.

Quand les urines ont été filtrées convenablement, la plus grande partie des animalcules reste sur le filtre et occupe le centre, qui se trouve, pendant l'opération, la partie la plus déclive. On peut donc être certain de les avoir presque tous réunis sur une surface peu étendue. Il semble dès-lors qu'il suffirait d'appliquer cette surface, encore humide, sur le porte-objet, pour y déposer les animalcules. Mais ceux-ci ne quittent pas facilement les aspérités du papier pour adhérer à la surface lisse du verre. Il faut donc enlever cette partie centrale du filtre, la renverser sur un verre de montre rempli d'eau, et l'y laisser pendant 24 heures : quand on l'enlève, les animalcules sont presque tous tombés au fond de la capsule, où il est facile de les puiser en attirant dans la pipette quelques gouttes de la couche inférieure du liquide. Ce procédé est certainement le plus sûr; mais il est aussi le plus long et le plus minutieux.

On voit que toutes ces opérations exigent beaucoup de temps, de soins et de patience, avant de conduire à un résultat un peu positif. Il est donc difficile qu'elles deviennent usuelles. Il n'y a pas de praticien un peu occupé qui puisse y avoir recours journellement, lors même qu'il en aurait acquis l'habitude. Je me suis fait un devoir de répéter toutes ces expériences, de les comparer, de les varier, pour savoir à quoi m'en tenir, et je ne regrette pas le temps que j'y ai consacré, parce qu'elles m'ont permis de vérifier la valeur de plusieurs symptômes de pollutions diurnes. Mais je renoncerais à traiter ces malades, s'il me fallait répéter, pour chacun d'eux, ce que j'ai fait dans l'intérêt de la science. On a bien fait d'insister sur l'application du microscope à l'étude des pertes séminales, et le Dr Mandl a eu raison de dire que ces maladies sont assez graves, assez nombreuses pour que les médecins accordent quelques mois à l'étude des zoospermes, eux qui consacrent plusieurs années aux diverses applications du stéthoscope. Mais il se laisse entraîner un peu trop loin, lorsqu'il prétend que la *diagnose est faite en peu d'instans, que tous les doutes sont dissipés,* etc. (*Traité pratique du microscope,* pag. 146.)

Il s'est fait illusion sur la facilité, sur la certitude de ces recherches, parce qu'il y avait consacré sa vie, parce que sa clientelle ne l'empêchait probablement pas de terminer à loisir une expérience commencée. Mais le praticien le moins occupé n'est pas du tout dans les mêmes conditions, et le traité de **M.** Mandl ne lui offrirait pas des moyens plus expéditifs que ceux dont je viens de parler. Enfin, l'auteur semble ignorer que les pertes séminales offrent des intermittences notables, et probablement il renoncerait lui-même à soupçonner des pollutions diurnes, après avoir vainement cherché des zoospermes pendant huit ou quinze jours dans les urines d'un malade.

Il faut le dire franchement, tous les micrographes ont suivi une mauvaise direction, en cherchant toujours les zoospermes dans les urines, et leur persistance à cet égard prouve qu'ils n'avaient pas suffisamment observé la maladie; car ils auraient pu atteindre leur but d'une manière prompte et sûre, en recommandant au malade d'exprimer le canal après avoir uriné, et de recevoir sur un morceau de verre, une goutte du liquide qui se présente à l'ouverture du gland.

En effet, toutes les fois que du sperme est rendu pendant l'émission de l'urine, c'est toujours à la fin du jet, et quelquefois même quand la vessie est complétement vidée. Il en reste donc toujours dans le canal, plus qu'il n'en faut pour une observation microscopique. Si ce verre est mis à l'instant sous le foyer, après avoir été recouvert d'une lame mince, tout se trouve dans les conditions les plus favorables à l'étude des animalcules, et on peut les observer vivans. Cependant, il est rare que les malades rendent du sperme chaque fois qu'ils urinent; les intervalles sont très-variables, et les retours imprévus. Il arrive donc souvent que les pertes les plus abondantes ont lieu quand le malade est loin de chez lui ; mais les recherches microscopiques par le procédé que je viens d'indiquer, peuvent avoir lieu de même, et c'est en cela surtout qu'il est supérieur à tous les autres. En effet, le malade ne peut transporter partout un vase pour garder ses urines, tandis que rien ne l'empêche d'avoir un petit morceau de verre, d'y recevoir une goutte de la matière exprimée du canal, et de l'y laisser dessécher ; ce qui n'exige que deux ou trois minutes. Après quoi ce morceau de verre peut être transporté partout, envoyé à toutes les distances, pourvu qu'on le préserve de la poussière et des frottemens. Il ne reste plus alors à l'observateur, qu'à laisser tomber une goutte d'eau sur la tache laissée par l'évaporation, pour rendre à la matière sa première fluidité et tous les caractères qu'elle avait avant son desséchement, quand bien même il aurait duré plusieurs années.

Ce procédé simple et prompt peut être employé par tous les praticiens qui voudront avoir un bon microscope et s'exercer à ces recherches dans les circonstances que j'ai indiquées ; car la marche est toujours exactement la même, et ils auront bientôt pris l'habitude de reconnaître les zoospermes, quand ils les auront vus vivans : ils seront ainsi dispensés de toutes les opérations préalables qu'exigent les divers procédés qui ont pour objet de retrouver des zoospermes dans l'urine, et le microscope pourra désormais devenir, entre leurs mains, un moyen de vérification sûr, prompt, véritablement usuel.

Je n'ai pas besoin de dire que le même procédé doit être employé pour constater les pertes séminales qui ont eu lieu pendant la défécation. Seulement on peut alors recueillir tout le sperme qui est expulsé, quand le malade a eu soin de vider préalablement sa vessie, et il est bon d'en apprécier la quantité pour avoir une idée plus exacte de la gravité de la maladie et de ses variations. On préférera donc, dans ce cas, un verre de montre à un verre plat, et l'on y puisera une goutte de liqueur, à l'aide d'un pinceau mouillé. Si la liqueur avait eu le temps de se dessécher, il suffirait d'y ajouter quelques gouttes d'eau en évitant d'y toucher jusqu'à ce qu'elle eût repris sa première fluidité, afin d'éviter d'altérer les zoospermes. Quand il s'agit de l'émission des urines, on n'opère que sur une très-petite quantité de liqueur restée dans le canal : si on la recevait dans un verre de montre, il faudrait l'en tirer pour la placer sur le porte-objet. Il vaut donc mieux la recevoir immédiatement sur un verre plan. On voit que ce procédé est exactement celui que j'ai indiqué aux praticiens pour acquérir l'habitude d'observer sur eux-mêmes les zoospermes vivans : ils n'auront rien à y changer, pour en faire l'application à l'étude de *toutes* les pertes séminales involontaires.

Le docteur Bayard a fait des recherches intéressantes sur les moyens de découvrir la nature spermatique des taches que peut présenter le linge ou tout autre tissu. J'ai répété ses expériences, et je dois dire que je les ai trouvées fort exactes. Mais elles ne peuvent guère être utiles qu'à la médecine légale. Voici pourtant un cas dans lequel on pourrait, à la rigueur, en tirer parti. Chez quelques malades, la chemise présente des taches un peu brillantes, demi-transparentes, qui roidissent le tissu comme de la gomme ou de l'empois. Ces taches proviennent de quelques gouttes de sperme, qui étaient restées dans le canal après la défécation ou l'émission de l'urine. Si l'on sépare cette portion de la chemise, et qu'on l'étende sur un verre de montre rempli d'eau, la matière visqueuse se dissout, et les zoospermes tombent sans altération au fond de la capsule, d'où l'on peut facilement les transporter sur le porte-objet à l'aide de la pipette. J'ai constaté qu'une tache de la largeur d'une pièce de 50 centimes, donne assez de zoospermes pour être facilement distinguée de celles qui peuvent être produites par des écoulemens chroniques. Mais les malades n'ayant aucun intérêt à tromper, il est plus simple de leur faire recueillir, sur une lame de verre, la matière suspecte, et de la placer de suite sous le foyer du microscope.

Au reste, les praticiens pourraient même se dispenser d'avoir recours à cette épreuve, quand ils savent que ces taches sont survenues après l'expulsion des urines ou des matières fécales ; car alors elles ne peuvent provenir que d'une matière venue des vésicules séminales : sans compter que les autres taches sont toujours moins fermes, moins brillantes, et empâtent moins complétement l'épaisseur du tissu.

Je dois faire observer en terminant, que toutes les recherches microscopiques dont je viens de parler, confirment pleinement ce que j'ai dit des signes de spermatorrhée ; et cela devait être, puisque je n'ai parlé que des phénomènes dont j'avais souvent vérifié la valeur avec le microscope. C'est même probablement comme moyen de vérification, que ce précieux instrument rendra le plus de services à la pratique. Quoique je me sois efforcé d'en simplifier l'application , je ne me fais pas illusion sur son impuissance, quant à l'appréciation des causes de la maladie , de sa gravité et des moyens à lui opposer. Je conçois aussi que la plupart des praticiens ne pourront employer le microscope dans tous les cas et pour tous les périodes ; mais il est important que tous puissent répéter les mêmes observations, ou qu'ils sachent, du moins, qu'elles ont été répétées par d'autres.

Maintenant , abstraction faite de toute application pathologique , il résulte des observations microscopiques dont je viens de parler , que les zoospermes disparaissent complétement , chez l'homme, par les progrès de l'âge; qu'ils n'ont pas toujours, depuis la puberté , la même énergie , la même densité , les mêmes dimensions ; qu'ils peuvent être plus ou moins nombreux , très-rares et même remplacés par des produits incomplets, par des globules ovoïdes ou sphériques : mais ces données sont tellement contraires aux idées reçues , qu'elles ont besoin d'être appuyées par d'autres faits.

J'ai dit qu'à la suite du coït , les mouvemens des animalcules sont plus énergiques , plus rapides que dans toute autre circonstance , et qu'ils vivent plus longtemps, toutes choses égales d'ailleurs. Les mêmes observations ont été faites sur les zoospermes des animaux par beaucoup de micrographes, et répétées par moi. J'ai vu souvent aussi sur le chien , le lapin , le rat , le coq , etc. , les zoospermes tout-à-fait immobiles , quoique les organes fussent encore chauds. Ceci est surtout remarquable sur les mollusques. Au moment où ils viennent d'être tirés de l'eau, leurs zoospermes sont très-agiles ; le lendemain ils sont complétement immobiles, quoique l'animal soit encore plein de vie ; ce qu'il est facile de constater dans les bivalves, à la manière dont ils rapprochent leurs coquilles. Cependant, la fécondation de ces animaux ayant lieu à travers l'eau, leurs zoospermes doivent y vivre long-temps lorsqu'ils sont expulsés spontanément, sans quoi l'espèce périrait. J'ai toujours remarqué que les mouvemens étaient plus vifs, plus prolongés, dans les zoospermes qui provenaient des vésicules séminales, que dans ceux qui étaient tirés des canaux déférens et surtout des testicules, quoique je commence ordinairement par examiner ceux-ci les premiers, et que je délaie toujours le liquide avec de l'eau tiède (1). Ces différences, déjà signalées par d'autres, indiquent certainement un progrès dans la vivacité des zoospermes, à mesure qu'ils approchent de l'orifice du conduit excréteur.

On retrouve chez les animaux aux approches du rut, les mêmes changemens qu'on observe chez l'homme à l'époque de la puberté. Mais il faut, à cet égard, établir une distinction entre les animaux sauvages et les animaux domestiques.

---

(1) Je dois faire observer cependant que j'ai vu souvent, avec M. Milne Edwards, des zoospermes de plusieurs reptiles devenir subitement immobiles par l'addition d'une certaine quantité d'eau, quoiqu'elle fût à la température de leur corps.

Dans l'état sauvage, le mâle et la femelle se trouvent en même temps disposés à la reproduction, parce que les mêmes causes agissent à la fois et de la même manière sur tous deux. Parmi ces causes, il faut ranger particulièrement une nourriture abondante et une température favorable. Les ovaires et les testicules deviennent donc, à la même époque, le siége d'une congestion qui acquiert peu à peu son *maximum* d'intensité. La turgescence s'étend au reste de l'appareil génital, et les ovules arrivent à l'état de maturité, en même temps que les animalcules spermatiques (1). Pendant l'intervalle, les ovules sont dans un état rudimentaire, et la sécrétion des zoospermes diminue ; ces êtres disparaissent même complétement et sont remplacés par des globules analogues à ceux que l'on trouve chez le mulet dans tous les temps, chez l'enfant au début de la puberté, chez l'homme dans certains cas pathologiques, ou dans certaines dis-

---

(1) L'année dernière, un automne humide a été suivi de jours très-chauds ; les lilas, les amandiers, etc., se sont couverts de feuilles et de fleurs; les batraciens sont entrés en rut au commencement de décembre ; en sorte que, dans le mois de janvier, tous les fossés étaient remplis de têtards comme au printemps. Il y avait donc eu un changement de saison qui avait produit tous ses effets, comme s'il était venu cinq mois plus tard. Pour que la fécondation ait eu lieu au commencement de l'hiver, il a bien fallu que des ovules se développassent dans l'ovaire en même temps que des zoospermes dans les testicules, et qu'ils acquissent à la fois leur plus haut point de perfection.

positions anormales. C'est chez les oiseaux, ainsi que nous l'avons dit, que ces modifications sont les plus tranchées ; je les ai vues cependant très-prononcées aussi chez les batraciens, et encore plus chez les céphalopodes : il semble même que les testicules disparaissent complétement chez d'autres mollusques et chez quelques poissons, car on n'en trouve plus la moindre trace dans l'intervalle du rut. On voit donc se renouveler à chaque période des amours, ce qu'on n'observe chez l'homme sain qu'une fois dans la vie. On peut dès-lors regarder comme une règle générale, l'absence des animalcules complets, quand la femelle n'a pas d'ovules à l'état de maturité. Aussi est-ce toujours au moment des amours qu'il faut commencer, dans chaque espèce, l'étude des zoospermes, pour les observer convenablement. A l'état sauvage, l'apparition des animalcules est donc précédée et suivie de la production de corps incomplets, et les testicules sont dans les mêmes conditions que les ovaires. Il n'existe d'animalcules complets chez le mâle, que quand la femelle a des ovules à l'état de maturité.

Mais, chez les animaux domestiques, les choses ne se passent pas exactement de même, parce que leur alimentation est toujours assurée, parce qu'ils sont abrités contre les intempéries des saisons, etc., ce qui les met dans les mêmes conditions que l'homme. Cependant, l'homme se reproduit également dans toutes les saisons ; pourquoi n'en est-il pas de même des animaux domestiques ? Cette différence dépend uniquement de la femelle. — En général, elle cesse d'être en chaleur, dès le moment qu'elle a conçu : l'éréthisme, le gonflement des parties génitales disparaissent , ainsi que la sécrétion abondante dont l'odeur excite si puissamment le mâle. Il cesse dès-lors de rechercher la femelle : s'il en approche, elle le repousse avec impatience. La truie est peut-être la seule qui reçoive le mâle après avoir été fécondée ; encore n'est-ce que pendant les premiers jours.

Dès que l'utérus est devenu le siége du travail si actif de la gestation , tout signe extérieur de rut disparaît, et l'indifférence la plus absolue persiste chez la femelle jusqu'au moment où les soins maternels sont inutiles à la nouvelle génération : c'est alors seulement qu'une nouvelle période commence. — Or , les mêmes phénomènes se manifestent à la même époque chez toutes les femelles de la même espèce qui occupent le même pays : il en résulte qu'après le rut, les mâles n'en rencontrent plus qui réveillent en eux l'orgasme vénérien. La sécrétion des testicules se ralentit ; mais elle ne cesse pas complétement si les alimens sont abondans. Aussi les désirs se réveillent-ils bientôt avec énergie à la moindre excitation. Lorsque la brebis , l'ânesse , la vache , la jument ont été soustraites aux approches du mâle , ou lorsqu'elles n'ont pas été fécondées , de nouveaux ovules arrivent promptement à maturité par l'absence de tout travail utérin. Alors le taureau , le bélier sont excités de nouveau à la copulation, et s'y livrent avec la même ardeur que dans la saison des amours. La même chose arrive plus souvent encore chez les chiens et les chats , parce que, dans ces espèces, il y a toujours des femelles qui entrent en chaleur plus tôt ou plus tard que les autres , soit qu'elles aient été séquestrées , soit qu'on leur ait ôté leurs petits, etc. ; car ce n'est pas seulement la gestation qui ralentit le travail de l'ovaire, c'est encore la lactation, qui porte sur les mamelles la fluxion dont l'utérus avait été le siége. Aussi les phénomènes du rut ne reparaissent-ils chez les femelles des mammifères, que quand elles n'ont plus de petits à nourrir, et c'est la seule explication raisonnable de ce qu'on observe chez certains herbivores très-salaces. Les lapins, les cabiais bien soignés font des petits dans toutes les saisons. Les mâles les plus ardens ne tardent pas à tourmenter les femelles dès qu'elles ont mis bas ; mais elles leur résistent pour ne s'occuper que de l'allaitement. Alors les plus furieux finissent par se jeter sur les petits, et parviennent à les étrangler malgré les soins de la mère. Aussi ceux qui ont l'habitude d'élever ces animaux, ne manquent-ils jamais d'isoler les mâles pendant toute la durée de l'allaitement. Ces actes, inexplicables chez des *herbivores*, ne doivent donc pas être rapportés au *penchant à la destruction,* comme on l'a pensé, mais à l'instinct de la propagation exalté par une nourriture abondante et une douce température. Si cette disposition avait existé à l'état sauvage, elle aurait amené la destruction de l'espèce.

En résumé, à l'état domestique, le mâle reste apte à la fécondation dans l'intervalle du rut : si l'accouplement n'a pas lieu dans tous les temps, c'est que les phénomènes du rut ne reparaissent chez la femelle qu'après l'allaitement ; et c'est ce qui explique les exemples de masturbation, et d'aberrations plus extraordinaires encore, qui ont été observés chez quelques mâles bien nourris et peu fatigués. Aussi trouve-t-on, dans ces espèces, des zoospermes à toutes les époques de l'année, du moins dans les vésicules séminales ; car il arrive quelquefois qu'après une très-longue abstinence, on ne rencontre plus dans les vaisseaux sécréteurs que des corps incomplets, comme ceux qui existent chez le mulet. C'est si bien à la femelle seule qu'il faut attribuer, dans ces espèces domestiques, la continence du mâle, que le coq n'éprouve jamais d'interruption complète et prolongée dans ses fonctions génitales ; tandis qu'il n'en est pas de même du pigeon qui n'est pas moins ardent, et qui a, comme le coq, des zoospermes très-bien développés dans toutes les saisons. Mais le pigeon n'a qu'une femelle ; il est même obligé de l'aider à couver les œufs et à nourrir les petits.

Tous ces exemples montrent parfaitement l'influence d'une nourriture abondante, d'une douce température et d'un certain repos sur la reproduction des ovules et des zoospermes. L'action de toutes ces causes est d'autant plus remarquable chez les oiseaux, que leurs ovaires et leurs testicules se flétrissent, dans l'état sauvage, après la saison des amours. L'influence de la température se fait même remarquer sur la poule domestique, puisque, dans le nord de l'Europe, elle cesse de pondre pendant deux ou trois mois de l'hiver ; tandis qu'elle n'éprouve, dans le midi, aucune interruption complète. Buffon avait déjà remarqué, chez les animaux domestiques, une fécondité beaucoup plus grande que dans les mêmes espèces à l'état sauvage. Mais M. Bellingeri vient de rendre cette vérité palpable, par des recherches étendues et consciencieuses, dont il a exprimé les résultats dans une table très-méthodique. Voici quelques-uns des faits qui mettent le plus en évidence l'influence de la domesticité sur la fécondité des mammifères (1).

Chat sauvage....... 1 portée par an. 4 à 6 petits par portée.
Chat domestique 2 ou 3 .... 4 à 6.
Lièvre........ 2 ou 3 .... 2 à 4.
Lapin domestique.. 12 .... 4 à 19.
Sanglier .... 1 .... 8 à 10.
Cochon........... 2 .... 10 à 20.
Aspéréa (souche du
  cochon d'Inde).... 1 .... 1 à 2.
Cochon d'Inde..... 8 .... 4 à 12.

On voit qu'une nourriture plus abondante , une température plus égale, etc. , produisent les mêmes effets chez les mammifères que chez les oiseaux. Si la vache , la jument , l'ânesse n'éprouvent pas d'augmentation dans le nombre des portées , il est évident que cela tient à la durée de la gestation et de l'allaitement. Quand ces mêmes femelles n'ont pas été fécondées , elles ne tardent pas à manifester de nouveau tous les phénomènes du rut, parce que la congestion, manquant du côté de l'utérus et des mamelles , se reproduit facilement sur les ovaires et hâte la maturité de nouveaux ovules. Les mâles n'éprouvant aucune de ces oscillations importantes entre les fonctions des diverses parties de leurs organes repro-

(1) Voy. *Annales des sciences nat.*, seconde série , *Zoologie*, tom. XII , pag. 165.

ducteurs, les testicules profitent seuls, et d'une manière continue, de l'exubérance due à la civilisation ; aussi peuvent-ils produire des zoospermes pendant toute l'année, être toujours propres à la fécondation et même avoir plus d'influence sur les produits de la conception. Buffon avait avancé que les animaux produisent plus de mâles sous l'influence domestique qu'à l'état sauvage, et M. Isidore Geoffroy St.-Hilaire a confirmé cette assertion par les faits les plus probans. Cette nouvelle donnée s'accorde parfaitement, d'ailleurs, avec tout ce qu'on sait de la prépondérance qu'exerce le sexe le plus puissant dans la production des mâles ou des femelles (1).

En résumé, l'extrême rareté de la nourriture, la rigueur des saisons, les fatigues excessives, enfin toutes les causes de destruction contre lesquelles les animaux sauvages sont obligés de lutter, empêchent le développement des zoospermes aussi bien que des ovules pendant une partie de l'année, tandis que les influences contraires le favorisent chez les animaux domestiques; ce qui s'accorde parfaitement avec toutes les recherches statistiques faites sur l'espèce humaine, par MM. Villermé et Benoiston de Châteauneuf.

D'un autre côté, les variations observées dans les zoospermes de l'homme à l'état pathologique, et dans ceux des animaux avant et après le rut, sont contraires à l'idée qu'on s'était faite de leur invariabilité. Cette opi-

---

(1) *Voyez* surtout les nombreux Mémoires de M. Girou de Buzareingues, dans les *Annales des sciences naturelles.*

nion n'est vraie qu'autant qu'il s'agit du *type parfait* de chaque espèce, comparé au type d'une autre espèce; mais, chez le même individu, ils peuvent éprouver de grandes modifications dans leurs formes, dans leurs dimensions, dans leur mobilité, dans leur résistance à la mort et à la décomposition putride, suivant une foule de circonstances, sur lesquelles j'aurai besoin de revenir.

Ces variations suffiraient déjà pour faire regarder les zoospermes comme des produits des testicules, se développant pendant le trajet qu'ils parcourent, et se perfectionnant par un séjour prolongé. Cependant, pour beaucoup de physiologistes, les zoospermes ne sont que de véritables *parasites*, vivant *pour leur propre compte* dans la liqueur séminale, comme d'autres entozoaires se développent dans d'autres humeurs, quand ils y trouvent les conditions nécessaires à leur existence. Beaucoup de savans hésitent encore entre ces deux opinions, et celles-ci se divisent en bien des nuances. Cette incertitude est d'autant plus fâcheuse, que la solution de cette question est intimement liée à celle de plusieurs autres fort importantes.

§ XII. *Origine des zoospermes.* — Voici les argumens de ceux qui regardent les zoospermes comme des *parasites.*

Ils ne diffèrent, dit-on, des autres entozoaires que par leur séjour dans la liqueur séminale, laquelle doit avoir acquis un certain degré de perfection, pour se prêter à leur complet développement, etc. Cette ressemblance avec les autres parasites, a même paru suffisante à M. Bory-St.-Vincent (*Dictionn. class. d'hist. nat.*, art. *Zoosperme*), pour ranger les animalcules spermatiques à côté des *cercaires*, ordre des *gymnodées*.

Ce rapprochement, inspiré d'abord à Muller par des observations incomplètes, admis par d'autres dans l'intérêt d'un système, décide précisément ce qui est en question. Or, une ressemblance vague, éloignée, dans les formes extérieures d'êtres petits et simples, ne peut suffire pour faire admettre cette identité d'origine, d'organisation et de fonctions. Les cercaires sont d'ailleurs plus compliqués; quelques espèces ont même des rudimens d'yeux. Si l'on ne consultait que les formes, on ne pourrait, au contraire, rapprocher les zoospermes des mammifères de ceux des poissons, de ceux des insectes surtout; enfin, il faudrait en séparer ceux qui sont contenus dans des capsules particulières, quelquefois très-compliquées. On peut juger du danger d'un pareil système dans une question aussi délicate, par ce qui est arrivé à Czermak, pour avoir voulu classer aussi les zoospermes d'après leurs formes. Sa première section comprend les *céphaloïdes,* qui sont, dit-il, arrondis, en forme de disque ; et c'est dans cette section qu'il range les zoospermes des poissons, qui sont précisément ceux dont la queue est la plus longue, mais aussi la plus déliée, ce qui a sans doute empêché Czermak de l'apercevoir. Il faudrait donc des considérations d'une autre nature et d'une plus grande importance, pour assimiler les zoospermes aux *cercaires* ou à tout autre parasite.

Des observations superficielles de Buffon firent supposer, pendant quelque temps, que les organes femelles pouvaient aussi contenir des animalcules spermatiques, mais cette erreur fut bientôt relevée avec d'autres du même genre , dont j'ai déjà indiqué la cause. Cependant, comme toute erreur tend à se reproduire avec une incroyable ténacité , surtout quand elle vient d'un homme de génie , Burdach cite encore des observations plus récentes , d'où il résulterait qu'on aurait trouvé des zoospermes , ou des parasites semblables à des zoospermes, dans les organes femelles de certains mollusques.

Ceci peut s'expliquer parfaitement et de plusieurs manières chez ces animaux.

Il en est beaucoup qui sont hermaphrodites , et chez lesquels l'oviducte et le canal déférent sont intimement unis dans une partie de leur étendue ; il est donc facile de les confondre, en faisant des recherches microscopiques sur les matériaux qu'ils contiennent. Mais il y a plus , ces conduits communiquent quelquefois directement par une longue fente ; si elle s'oblitère, pendant la saison des amours , par le gonflement des parties, il n'en peut être de même après la mort, et, dans une dissection , la liqueur séminale peut facilement passer du canal déférent dans l'oviducte. Chez d'autres, le pénis du mâle est introduit dans le canal excréteur de l'ovaire , et l'on doit y trouver des zoospermes après la copulation; il existe même chez les limaces, les escargots, etc., sur le trajet de l'oviducte , une dilatation , *bourse copulative* , dans laquelle le sperme est déposé pour opérer ensuite la fécondation , à mesure que les œufs descendent de l'ovaire. Cette bourse doit donc contenir des zoospermes, long-temps après la copulation. C'est ce que ne savaient pas les observateurs cités par Burdach , puisque ces faits n'ont été constatés que depuis quelques années (1).

Une cause d'erreur bien plus frappante encore et plus commune, a dû naître de la détermination erronée des organes mâle et femelle dans un très-grand nombre de mollusques. Cuvier, qui a le premier débrouillé le chaos de cette immense famille, s'est trompé très-souvent sur la nature des organes génitaux qu'il avait si bien disséqués et dessinés, parce qu'il ne s'était pas servi du microscope pour apprécier la nature des produits fournis par l'ovaire et le testicule. Dans d'autres cas, il n'a cru voir que des femelles dans certaines espèces, parce que les testicules ressemblent complétement aux ovaires, par leur position, par leur forme et par la distribution du conduit excréteur; ou bien, il a regardé comme hermaphrodites des espèces dont les sexes sont séparés. Ainsi, par exemple, il a fallu les recherches microscopiques et les expériences du D.ʳ Prévost, pour démontrer que les sexes sont séparés dans s la moule, *unio pictorum*. Nous avons constaté la même erreur, M. Milne Edwards et moi, dans les *vénus*, les *patelles* et les *huîtres* : tous les jours le microscope en fait découvrir de semblables dans cette même famille des mollusques (2).

---

(1) *Voyez* surtout le Mémoire du D.ʳ Prévost : *Des organes générateurs chez quelques gastéropodes.* Genève, 1830.

(2) Je dois prévenir ceux qui voudraient répéter ces recherches, qu'il faut employer des grossissemens de huit à neuf cents fois pour voir les queues déliées et transparentes

Il est facile de concevoir que les micrographes, en partant de ces déterminations erronées, aient trouvé souvent des zoospermes dans ce qu'ils regardaient comme des ovaires, des oviductes ; mais le tort qu'ils ont eu, c'est d'avoir montré plus de confiance dans Cuvier que dans leur microscope. Au lieu de prétendre qu'ils avaient trouvé des zoospermes dans un organe femelle, ils devaient dire : « Cuvier a pris un testicule pour un ovaire, parce qu'il n'a pas fait usage du microscope pour en étudier les produits. »

Les faits invoqués par Burdach pour ressusciter l'opinion de Buffon, ne méritent donc pas plus de confiance que les observations microscopiques de ce grand naturaliste.

Le physiologiste allemand fait observer qu'on trouve en tout temps une grande quantité de zoospermes dans la vésicule séminale des lapins, quoique les canaux déférens s'ouvrent directement dans l'urètre.

Voici ce que j'ai remarqué à cet égard : La quantité de zoospermes qu'on trouve dans la vésicule séminale des lapins, varie beaucoup d'un moment à l'autre ; tout récemment il m'est arrivé de n'en pas trouver un seul au milieu des globules variés qui remplissaient cette

---

de ces zoospermes, et étendre la liqueur avec de l'eau alcoolisée ou colorée, ou bien la laisser dessécher : pour voir leurs mouvemens, il faut choisir la plus grande activité de l'époque des amours, et opérer sitôt que le mollusque est tiré de l'eau.

cavité. Les orifices des canaux déférens se trouvent placés au dedans du repli de la membrane muqueuse qui entoure l'ouverture de la vésicule séminale , en sorte qu'il faut écarter ce repli de chaque côté, pour bien voir l'endroit où se terminent ces canaux excréteurs. D'un autre côté , lorsqu'on incise la vésicule séminale , après avoir renversé la vessie en avant , et qu'on pousse une injection colorée dans l'un des canaux déférens , on voit passer une partie de l'injection par l'incision; ce qui prouve que la disposition des orifices des canaux déférens est très-favorable au passage direct des zoospermes dans la vésicule séminale. Pendant la vie, l'ouverture de ce réservoir n'est certainement pas aussi béante qu'après la mort, surtout quand on l'entr'ouvre pour voir les orifices des canaux déférens. Pendant le rut, la turgescence de l'urètre doit encore favoriser davantage le passage direct des zoospermes dans la vésicule séminale. Il n'est donc pas étonnant que ce réservoir en contienne habituellement.

Burdach s'étonne aussi de ce qu'on ne trouve pas de zoospermes dans les vésicules séminales du rat , ce qui lui fournit un argument en sens contraire du précédent , mais qui repose uniquement sur un vice de langage. Les premiers anatomistes qui ont disséqué ces organes dans le hérisson, le rat et d'autres rongeurs , ont été frappés des dimensions de ces poches , de leur nombre, de leurs complications, et ils en ont conclu naturellement qu'elles étaient d'une grande importance dans la fonction. Les ayant trouvées très-distendues à l'époque du rut , ils ont dû croire que c'était par du sperme. De là , le nom de vésicules *séminales* qu'ils ont imposé à ces dilatations , avec d'autant plus de confiance qu'elles ont à peu près la même position, les mêmes apparences que les vésicules séminales de l'homme et de la plupart des mammifères. Ces inductions semblaient donc irréprochables. Cependant, avant de les admettre définitivement, il eût fallu rechercher avec soin le mode de terminaison des canaux déférens, et surtout examiner au microscope la matière qui distendait ces vésicules. Alors on aurait vu qu'elles n'ont pas de communication directe avec les canaux déférens, qu'elles sont entièrement remplies de globules volumineux, irréguliers, parmi lesquels on ne rencontre jamais de zoospermes, et l'on eût été conduit à regarder ces dilatations comme des organes de sécrétion. On n'eût vu dans l'accumulation de ces matériaux à l'époque du rut, qu'un fluide destiné à favoriser le transport et la dilution des zoospermes, comme celui qui est fourni par la prostate, les glandes de Cowper, et les follicules muqueux de l'urètre.

Il est évident, en effet, que ces vésicules ne sont pas les analogues de celles de l'homme, qu'elles ne remplissent que la moitié des fonctions départies aux véritables vésicules séminales. En étudiant les transformations qui s'opèrent dans les organes de sécrétion situés sur le trajet du sperme, on voit que les uns manquent parfois complétement, ou se remplacent réciproquement ; que les autres peuvent changer d'apparence extérieure, et même de structure, sans cesser de remplir la même fonction. Ainsi, par exemple, dans le lapin , dont je parlais tout à l'heure, la prostate a conservé sa position, et, jusqu'à un certain point, sa structure ordinaire ; mais les follicules muqueux, au lieu de s'ouvrir isolément et directement dans l'urètre, comme chez l'homme, se réunissent en un petit nombre de canaux qui s'ouvrent au devant de la vésicule séminale. Ici l'on reconnaît encore assez la prostate pour lui conserver son nom ; mais je suppose que plusieurs de ces follicules s'allongent et se dilatent de chaque côté : on aura exactement la même disposition que dans le rat et le hérisson ; seulement le changement aura été si grand, qu'on ne trouvera plus d'analogie entre ces dilatations et les follicules prostatiques. Elle existe cependant d'une manière bien évidente, puisque la fonction est exactement la même, et le rapprochement est d'autant plus naturel, qu'il porte sur des rongeurs très-voisins les uns des autres et du même pays.

Si les zoologistes avaient tenu compte de toutes ces considérations, ils auraient appelé ces dilatations des vésicules *accessoires* ou *sécrétoires*, et ils auraient évité aux physiologistes des erreurs d'une autre nature.

En effet, Burdach n'est pas le seul qui ait été trompé par ces déterminations erronées ; elles ont sans doute contribué à l'opinion de MM. Prévost et Dumas sur les fonctions des véritables réservoirs de la semence. N'ayant jamais rencontré de zoospermes dans les vésicules dites *séminales* d'un grand nombre de rongeurs, ils ont été conduits à regarder toutes les poches qui portent le même nom, comme des organes de sécrétion plutôt que comme des réservoirs, pensant que des animalcules peuvent s'y introduire dans certaines espèces, mais seulement d'une manière accidentelle. Ainsi, l'autorité de Cuvier a prévalu, encore une fois, sur celle du micro-

scope, même dans l'esprit de ceux qui devaient à ce précieux instrument leurs plus belles découvertes.

On conçoit pourquoi Burdach tenait à établir qu'on
trouve des zoospermes dans des organes femelles , dans
des cavités sans communication directe avec les testicules;
tandis qu'on n'en rencontre pas toujours dans les vésicules *séminales*. Il s'agissait pour lui de faire prévaloir
l'opinion que ces êtres vivans ne sont autre chose que
des entozoaires ordinaires, de véritables parasites qui se
développent, comme tous les autres , partout où ils rencontrent les conditions nécessaires à leur existence. Mais,
au lieu d'invoquer des faits obscurs ou mal observés, des
déterminations anatomiques erronées , il aurait dû montrer que ce rapprochement pouvait s'appuyer de quelques
analogies. Voyons s'il en existe.

Les parasites se développent surtout chez les individus
très-jeunes, faibles, d'une mauvaise constitution , mal
nourris, exposés à l'intempérie des saisons, etc. Au contraire, les zoospermes n'apparaissent qu'au moment où
le corps a pris la plus grande partie de son développement; ils sont reproduits avec d'autant plus de rapidité,
que l'individu est plus robuste , mieux nourri, etc. ; ils
diminuent sous l'influence de toute cause débilitante ,
physique ou *morale,* de toute altération de la santé, conditions , au contraire, très-favorables aux parasites.
Les organes souffrent toujours de la présence des entozoaires; leur expulsion est toujours suivie d'une amélioration dans la fonction de l'organe, dans l'état général
de l'économie. Le séjour prolongé des zoospermes augmente, au contraire, l'énergie des fonctions génitales ,

la force et l'activité de toute l'économie. Il suffirait même de l'affaiblissement produit par leur expulsion exagérée, pour éloigner tout rapprochement avec les parasites.

Je ferai remarquer, à cette occasion, que ce n'est pas seulement l'absence de l'influence séminale qui se fait sentir sur les malades affectés de pollutions, comme on l'a si souvent répété ; car les eunuques mangent bien, dorment d'un sommeil tranquille ; il en est qui ont montré de la capacité et même du courage ; leur santé n'est pas plus mauvaise, plus souvent dérangée que celle des autres hommes. Ceux qui sont épuisés par des pertes séminales involontaires, tombent dans un état bien plus déplorable. Cependant, la liqueur séminale n'est pas complétement absente, comme chez les eunuques ; elle n'est pas entièrement sans action sur les organes génitaux, puisqu'ils sont encore susceptibles d'érections incomplètes. Le reste de l'économie devrait éprouver quelque influence analogue ; mais toutes les fonctions s'exécutent, au contraire, avec bien moins d'énergie et de régularité que chez les eunuques. Il faut donc attribuer l'état plus fâcheux dans lequel se trouvent ces malades, à la fatigue qu'entraîne la production exagérée des zoospermes. Il n'y a pas de sécrétion dans l'économie qui produise, à quantité égale, une pareille fatigue : cette différence, remarquée dans tous les temps, ne peut être attribuée à la liqueur dans laquelle nagent les zoospermes, puisqu'elle ressemble à une foule d'autres produits, sécrétés par divers appareils ; on ne peut donc attribuer l'importance remarquable du sperme, qu'aux êtres vivans qu'il contient. Mais, si c'étaient des parasites, pourquoi leur expulsion exagérée aurait-elle des effets si déplorables? Si l'on se rappelle qu'une seule goutte de cette liqueur, à l'état normal, contient des milliers d'êtres vivans, on concevra que leur production ait d'autres conséquences que celle du mucus; que leur composition, leur énergie, leur vivacité, etc., soient modifiées par l'influence des passions, des préoccupations lascives, par l'acte vénérien, etc.; circonstances qu'il est impossible d'expliquer en admettant que les zoospermes soient des parasites, et l'on ne peut choisir qu'entre l'une ou l'autre de ces deux hypothèses.

D'un autre côté, on sait comment se reproduisent les entozoaires; on a même parfaitement constaté qu'ils se propagent par tous les modes connus. On ne connaît, au contraire, absolument rien de semblable sur les zoospermes. M. Bory-St-Vincent pense qu'ils pourraient bien se reproduire par *scission*; mais cette supposition, jetée en passant, n'est fondée que sur quelques vagues rapprochemens, auxquels il ne paraît pas lui-même attacher d'importance.

«Gruithuisen, dit Burdach (tom. I, pag. 136), prétend avoir vu qu'ils se propageaient par scission longitudinale, par gemmation.» Je n'ai pas pris la peine de remonter à la source de cette citation, parce que j'ai indiqué ailleurs (pag. 393 et 414), les causes de ces illusions, dont il n'est pas aujourd'hui permis d'être dupe. Il n'existe pas à ma connaissance d'autres faits sur le mode de reproduction des zoospermes, et, de l'aveu des micrographes les plus distingués, il est encore complétement inconnu.

Mais, une difficulté autrement grave se présente pour ceux qui regardent les zoospermes comme des parasites : c'est leur apparition à l'époque de la puberté ; c'est leur retour vers le temps des amours, après une disparition complète pendant une partie de l'année. Ce phénomène remarquable, constant, qui se reproduit sur tous les animaux libres, ne peut s'expliquer que de deux manières. Il faut absolument que les animalcules se développent spontanément dans la liqueur séminale, dès qu'elle acquiert les qualités nécessaires à ce mode de génération, ou qu'ils soient produits par les testicules quand ils éprouvent une excitation convenable. C'est ce que Burdach a parfaitement compris ; aussi met-il à profit son érudition et toutes les ressources de son esprit pour défendre la *génération spontanée* des zoospermes. On conçoit qu'il m'est impossible de le suivre pas à pas dans cette longue discussion, où il paraît tenir, comme partout, au nombre des faits et des argumens, plutôt qu'à leur valeur intrinsèque : il en est cependant que je dois relever.

D'abord, Burdach cherche à établir (pag. 133) que la liqueur séminale est la plus *putrescible* de l'économie ; qu'elle se trouve dans *toutes les conditions nécessaires à la production* des infusoires, et il termine ainsi son raisonnement : « Nous devons donc admettre que les animalcules spermatiques sont des infusoires, qui se forment lorsque le sperme, ayant acquis son plus haut degré de perfection, est devenu *très-décomposable* et apte à la fécondation ; que, par conséquent, ils n'y existent pas dans le principe et qu'ils n'ont par eux-mêmes aucune connexion avec la vie de l'organisme souche. » Avant d'aller plus loin, il est bon de rétablir la valeur exacte des mots et le sens de cet argument. Il ne s'agit pas ici de savoir si le sperme est *putrescible* ou *très-décomposable* ; car ce n'est pas dans des matières *décomposables* qu'on voit se former des infusoires, mais dans des matières *décomposées*, c'est-à-dire, dans lesquelles se sont manifestés des phénomènes évidens de *putréfaction*. Or , peut-on supposer que la liqueur séminale, encore contenue dans le testicule , ait éprouvé déjà la moindre décomposition putride? C'est ce que Burdach lui-même n'a pas osé dire. Mais, l'expression détournée dont il se sert pour ménager la transition, ôte à son argument toute valeur logique. Pour expliquer la formation *spontanée* des zoospermes, il avait invoqué le développement des infusoires dans les matières *putréfiées* : qu'importe alors que le sperme soit *très-décomposable*, quand il a été expulsé ? Au reste, la fin de ce paragraphe peut donner une idée de la puissance de raisonnement de l'auteur. Après avoir dit que ce n'est point aux *spermatozoaires* qu'est due la faculté procréatrice ; qu'ils ne sont qu'un effet *accessoire*, un phénomène *concomitant* de cette faculté , il ajoute immédiatement : « *Motif pour lequel ils manquent chez les enfans , les vieillards et les malades.* »

Ainsi, ce qui prouve, suivant Burdach, le peu d'importance des animalcules spermatiques dans l'acte de la fécondation, c'est qu'ils manquent précisément chez les individus incapables de se reproduire !!!

« Needham, dit-il (pag. 134), avait déjà observé que le nombre des animalcules *augmente* lorsque le sperme devient plus liquide et commence, par conséquent, à se décomposer, d'où il concluait qu'ils sont produits par la décomposition de la liqueur séminale, » c'est-à-dire, tout simplement, qu'ils deviennent plus apparens par suite du changement de densité qui s'opère dans le liquide ambiant, ainsi que je l'ai expliqué ailleurs. (*Voy.* pag. 391.) Si Needham s'est laissé tromper par des instrumens imparfaits, Burdach aurait dû connaître ce phénomène de dioptrique.

« Lewenhoec, ajoute Burdach, a trouvé aussi qu'ils ne *deviennent vivans* que par la dilution du sperme, et Gleichen, que leurs mouvemens sont lents dans le sperme frais, qu'ils ne font que s'y traîner ; qu'ils acquièrent plus de vivacité lorsqu'on étend d'eau cette humeur. » (*Loc. cit.*) Ces changemens, bien connus de tous les micrographes, tiennent à ce que les zoospermes se voient mieux et se meuvent avec plus de liberté dans le liquide dont on vient de diminuer la viscosité ; mais, ils n'y *deviennent* pas *vivans*, car ils y périssent tous, quelques précautions qu'on prenne pour leur conserver une température et une humidité convenables.

« Tréviranus, dit encore Burdach, a observé dans la semence de la grenouille, fraîche et étendue d'eau, des courans qui entraînaient les globules et les filamens contenus dans le liquide ; c'était plus tard seulement que se *formaient* des animalcules doués d'une force locomotive propre (*loc. cit.*), » c'est-à-dire, que les zoospermes étaient entraînés d'abord par la rapidité du courant, et ne pouvaient pas être vus convenablement. Le calme étant rétabli, ils se mouvaient dans tous les sens, et Tréviranus les observait à loisir. Tout cela est bien simple, bien connu de quiconque a touché un microscope , et la seule chose dont on doive s'étonner, c'est que Burdach ait pu voir là une création spontanée.

« Prévost et Dumas, dit-il encore, n'ont aperçu d'animalcules dans la semence *épaisse* des conduits séminaux des mammifères, qu'après avoir délayé celle-ci avec de l'eau. » Rien n'est assurément plus simple ; mais voici la conclusion qu'en tire le physiologiste allemand : « C'était donc au fond une *infusion* qui appelait sur-le-champ des *infusoires* à la vie animale, *puisque la force plastique la plus énergique et la plus exaltée ne peut point maintenir la cohésion de la matière vivante et ne l'empêche pas de se résoudre en liquide.* » Ainsi, voilà le sperme qui devient une *infusion* par l'addition d'une goutte d'eau, et des animalcules qui y *naissent* sur-le-champ !!! Quant à la dernière partie de ce paragraphe , je doute que personne en France en pénètre le sens profond.

« Bory-St.-Vincent , toujours suivant Burdach , a vu des *infusoires* naître au bout de quelque temps dans la laitance mise en *infusion.* » Des infusoires, oui ; mais non des animalcules spermatiques. M. Bory-St.-Vincent dit même , à cette occasion : « Loin que cette époque de corruption soit celle du développement de pareils animalcules , nul autre microscopique ne se développe dans le sperme *pourrissant* (1) », ce qui , du reste , n'est pas rigoureusement exact.

Je regrette d'avoir été obligé d'entrer dans tous ces

---

(1) *Dict. class. d'hist. nat.,* art. *Zoosperme ,* pag. 738.

détails. Mais Burdach est le chef de l'école spiritualiste allemande ; école qui voit tout de haut, et fait de la science *à priori*. L'ouvrage du maître a produit une grande impression, parce qu'il renferme les travaux récens et variés d'une foule de savans distingués, parce qu'on y rencontre des idées hardies et une érudition imposante. Je dois ajouter qu'il y règne, sur les observateurs français, un dédain magistral qui n'a jamais manqué de produire chez nous un engouement irrésistible. Il m'a donc fallu montrer sur quelles illusions d'optique, sur quelles aberrations de raisonnemens l'auteur s'est fondé pour arriver à cette conclusion finale. « Les *spermatozoaires* doivent être considérés, de même que les *entozoaires*, comme des produits d'une substance organique qui se décompose dans l'intérieur d'un organisme *vivant* et *sous son influence*. » (Tom. I , pag. 135.)

Ceux qui sont habitués aux recherches microscopiques penseront probablement que, pour avoir admis avec avidité tant de faits sans valeur, il faut que le savant physiologiste allemand n'ait jamais étudié les zoospermes que dans les livres. Tous les micrographes savent parfaitement que, malgré toutes les précautions qu'on peut prendre pour conserver ces êtres vivans dans les conditions de température et d'humidité convenables, ils périssent tous, sans exception, dès le moment qu'il se manifeste le plus léger signe de putréfaction, ce qu'il est facile d'apprécier par le changement qui s'opère dans l'odeur du liquide. M. Bory-St.-Vincent, qui les a étudiés pendant vingt ans dans les espèces les plus diverses, insiste souvent sur ce phénomène, et s'élève de toute sa force contre la pensée qu'ils puissent naître de la décomposition de la liqueur séminale. Son témoignage mérite d'autant plus de confiance dans cette circonstance, qu'il n'admet pas non plus la production des zoospermes par les testicules.

Il est vrai que, en cela, il s'est montré peu conséquent ; car le retour des animalcules spermatiques, après une longue et complète disparition, exige nécessairement l'adoption de l'une ou de l'autre hypothèse. Celui qui recule devant l'idée de la *génération spontanée* des zoospermes, doit nécessairement admettre qu'ils sont produits par les testicules. Au reste, on est conduit directement à cette dernière conclusion, par l'observation la plus scrupuleuse des faits.

Quand le rut est dans toute son énergie, les zoospermes sont tellement entassés dans les canaux sécréteurs du testicule, qu'ils y occupent plus de place que le liquide ambiant. Ce fait a été signalé, dès le principe, par Leuwenhoeck, et plus on l'a vérifié, plus on l'a trouvé exact. Ainsi, l'accroissement d'activité du testicule a pour résultat essentiel la production des zoospermes. En comparant la liqueur séminale puisée dans le testicule avec celle qui provient du canal déférent, on voit que la proportion du liquide augmente de plus en plus : ce n'est donc qu'un produit accessoire, fourni par les parois des canaux que parcourent les zoospermes, et ce fluide ne remplit pas d'autres fonctions que celui qui s'y ajoute plus tard. Dans les vésicules séminales, la liqueur est encore plus abondante ; elle cesse d'être homogène et transparente , parce qu'elle reçoit les produits de la membrane muqueuse de ces réservoirs , auxquels se mêlent plus tard ceux de la prostate , etc. — Ainsi , c'est dans les canaux sécréteurs des testicules que les zoospermes se trouvent entassés en plus grand nombre , et c'est là que la liqueur séminale est moins abondante , plus homogène et tout-à-fait transparente. Ces faits , parfaitement connus de Burdach lui-même , auraient dû suffire pour lui faire rejeter l'idée d'une génération spontanée produite par la décomposition des parties constituantes du sperme.

Mais ce n'est pas tout ; avec un peu d'attention , l'on s'aperçoit bientôt que les zoospermes ne sont pas toujours disséminés irrégulièrement dans les canaux sécréteurs , comme on les trouve dans les conduits déférens. — Ils sont au contraire , dans beaucoup d'espèces , appliqués exactement les uns contre les autres , et tous dirigés dans le même sens. Souvent ils se succèdent par fascicules plus ou moins nombreux suivant les espèces : on les trouve encore groupés de la même manière dans la liqueur qui s'échappe d'une incision pratiquée au testicule , pourvu qu'on la dépose sur le porte-objet sans l'agiter. Dans le rat, le lapin , le moineau , le lézard , le limaçon , etc. , je les ai trouvés parfaitement alignés comme des paquets d'épingles , dont toutes les têtes reposeraient sur le même plan. Dans le cabiais , les têtes des zoospermes, aplaties comme des disques , sont collées les unes contre les autres d'une manière aussi régulière que pourraient l'être les écus d'une pile. Chez la raie , cette agglutination dure jusque dans le cloaque. Chez beaucoup d'oiseaux ces têtes de zoospermes sont en outre enveloppées d'une espèce de capuchon, excessivement mince et transparent, qui accompagne les queues plus ou moins loin, comme un enduit muqueux. J'ai constaté, dans plusieurs circonstances, que toutes ces têtes étaient dirigées vers l'épididyme. Mais l'expérience est fort délicate, à cause de la facilité avec laquelle se rompent, chez la plupart de ces animaux, les canaux sécréteurs, moins résistans, moins isolés et plus distendus pendant le rut, que ceux du testicule de l'homme.

Quoi qu'il en soit, cette disposition régulière par groupes successifs, dirigés tous vers l'extérieur, et composés d'un nombre égal de zoospermes dont toutes les têtes se touchent ; cette disposition indique assez que ces zoospermes viennent de l'extrémité des canaux sécréteurs, et sont produits à la fois par fascicules, se désunissant seulement quand chaque zoosperme jouit d'une plus grande énergie vitale et de plus de liberté dans ses mouvemens. Ce qu'il y a de certain, c'est que je n'en ai jamais vu un seul exercer le moindre mouvement spontané, au milieu de ces groupes encore contenus dans le testicule.

Siebold avait déjà vu, dans des invertébrés, les zoospermes groupés en *touffes* ou en *écheveaux*. Le Dr Milne Edwards a rencontré dans plusieurs autres espèces la même disposition *par séries régulières*, déjà remarquée par Wagner et par MM. Peltier et Dujardin. Il est vrai qu'on n'observe rien de semblable dans d'autres. Mais le mode de développement des ovules et leur disposition varient également. Dans beaucoup d'ovules tubuleux, les ovules se détachent aussi de l'extrémité du tube par séries, tandis que, dans d'autres, ils n'arrivent à maturité que l'un après l'autre.

Ce rapprochement entre les ovules et les zoospermes est-il fondé ?

Cette question est grave sous plusieurs rapports. L'analogie est, après l'observation directe, la source la plus féconde d'inductions précieuses. Mais il est facile de s'égarer dans cette voie, pour peu qu'on dévie au point de départ ; et c'est ce qui fait qu'on a puisé dans de fausses analogies, des argumens erronés contre la production des *animalcules* par *sécrétion*.

On ne peut admettre en bonne physique, dit M. Bory-St.-Vincent (*Zoospermes*, pag. 736), que les zoospermes doivent leur origine à une *sécrétion;* car ce sont des *animaux* et il paraît contraire à toute analogie que des glandes sécrètent des animaux.

Présenté de cette manière l'argument a quelque chose de spécieux, quoiqu'il ne fasse que reculer la difficulté, puisqu'il faut toujours admettre que le testicule concourt à la formation d'un être vivant. Mais les zoospermes ne peuvent être regardés comme de véritables *animaux,* puisqu'ils sont privés des moyens de se nourrir et de se reproduire, fonctions qu'on retrouve dans les infusoires les plus simples : il ne faut donc pas se laisser influencer par une expression inexacte ; il s'agit seulement ici de la production de *tissus vivans,* et la question est de savoir s'il n'existe aucun autre organe qui en produise également. Pour établir un rapprochement raisonnable, ce n'est pas avec les autres glandes de l'économie qu'il faut comparer les testicules, puisque la génération ne ressemble à aucune autre fonction ; c'est avec les organes *analogues* de l'autre sexe, c'est-à-dire, avec les ovaires. La question ainsi ramenée à son véritable point de vue, conduit aux conséquences les plus remarquables. Mais elle a besoin d'être envisagée dans toute son étendue.

Dans les végétaux, l'ovaire peut être considéré comme une feuille repliée sur elle-même, et les carpelles des ovaires composés sont des agrégations de feuilles transformées ; c'est ce qu'il est facile de voir dans les légumineuses, les delphiniées, etc. Malgré les nombreuses modifications que les ovaires subissent dans d'autres espèces, il est toujours possible de les ramener par la pensée à ce type idéal. De même qu'il se développe des propagules à la surface de certaines feuilles placées dans des conditions favorables, des ovules se développent à l'intérieur de celles qui sont repliées en ovaires. L'anthère n'est également qu'une feuille repliée sur elle-même ; car elle se transforme facilement en pétale, et les pétales ne sont que des feuilles qui ont changé de couleur. Les grains de pollen se développent dans les loges de l'anthère, comme les ovules dans la cavité du carpelle, et chaque grain de pollen, renfermant les granules spermatiques, ressemble exactement aux spermatophores remplis de zoospermes. L'anthère représente donc le testicule, comme les granules polliniques représentent les zoospermes. L'odeur même de beaucoup de pollens est exactement la même que celle du sperme, et l'analyse chimique donne à peu près les mêmes résultats.

D'un autre côté, l'anthère est exactement l'analogue de l'ovaire, puisqu'elle se transforme quelquefois réellement en ovaire. L'*erica tetralix*, par exemple, perd quelquefois ses anthères, ce qui fait appeler cette variété *anandra*, et son ovaire prend autant de loges de plus. Ce fait, signalé depuis très-long-temps par Richard le père, a été observé depuis, par MM. Defrance et Richard fils, sur des pavots, et par M. Moquin-Tandon, sur beaucoup d'autres végétaux.

Quant aux animaux, on a souvent comparé avec raison les testicules aux ovaires, les canaux déférens aux oviductes, etc. Mais cette ressemblance n'est frappante, dans les classes supérieures, qu'à l'état embryonaire ; parce que, plus on s'élève dans l'échelle des êtres, plus les fonctions, les organes, les tissus se spécialisent, et le fœtus, passant par tous les échelons qui constituent l'état permanent des classes inférieures, leur ressemble successivement dans ses divers états temporaires. On voit donc, dans l'embryon, les ovaires, ainsi que les testicules, se développer avec les reins, aux dépens du corps de Wolf. Ils occupent alors la même place, ils ont les mêmes rapports avec les reins et les parties voisines, et, pendant long-temps, il est difficile d'y reconnaître des caractères tranchés. Plus on descend dans les classes inférieures, plus les différences s'effacent. Dans les espèces dont l'ovaire tubuleux se continue sans interruption jusqu'à l'ouverture externe, il est impossible de distinguer les organes mâles des organes femelles autrement que par leurs produits. Quand l'ovaire se divise en nombreux rameaux, il devient une véritable *glande*, dont le siége, l'aspect, la forme, les dimensions, la couleur ressemblent souvent à ceux du testicule, au point que la dissection la plus minutieuse ne permet pas de les distinguer. C'est ce qui a causé les nombreuses erreurs dont j'ai parlé.

Dans les radiées, les ovaires et les testicules sont distribués de la même manière à chaque rayon. Dans les oursins ils sont également au nombre de cinq, à l'intérieur de la cavité commune ; ils présentent le même aspect, la même couleur, et se terminent par cinq ouvertures situées entre les épines du dos, en sorte qu'on ne distingue les mâles que par la présence des zoospermes dans le liquide sorti de ces ouvertures. Dans les méduses, il existe quatre poches distribuées autour de la bouche, et logées entre les quatre divisions de l'estomac. Au fond de chaque poche est une bandelette en fer à cheval, ondulée, diversement colorée suivant les espèces : c'est l'ovaire ou le testicule. Mais ici la ressemblance est poussée si loin, qu'il faut beaucoup d'habitude, même avec le meilleur microscope et les plus forts grossissemens, pour ne pas confondre les capsules spermatiques avec les ovules. Dans les polypes, les ovaires et les testicules sont rangés autour de la bouche en nombre égal, et les ovules tombent dans l'estomac, ainsi que les zoospermes. Dans les actinies, des filamens visqueux, diversement colorés suivant les espèces, sortent de la bouche et de diverses ouvertures du corps : ces filamens contiennent des ovules ou des spermatophores, sans que rien l'indique au premier aspect.

Enfin, dans quelques polypes qui vivent à l'état d'agrégation comme les escarres, MM. Nordmann et Milne Edwards ont trouvé des zoospermes entre les parois du corps et celles des organes digestifs, sans pouvoir distinguer de testicule, et chez d'autres individus ils ont rencontré, dans le même lieu, des ovules sans pouvoir y découvrir d'ovaires. Ainsi, les ovules et les zoospermes sont produits dans le même lieu, de la même manière, et la ressemblance persiste malgré l'absence d'organes spéciaux appréciables.

Arrivés dans l'oviducte, les ovules s'enveloppent en général d'une couche d'albumine plus ou moins épaisse, ensuite d'une membrane extérieure, et cheminent plus tard dans le liquide moins visqueux fourni par le reste du canal. Ainsi, une partie de la sécrétion de l'oviducte est employée à compléter le développement de l'ovule, et l'autre à l'isoler, à favoriser sa progression. A la fin de l'oviducte, la proportion du fluide ambiant augmente de plus en plus, et, en général, il s'y joint diverses humeurs fournies par des organes accessoires. C'est exactement ce qui arrive aux zoospermes, à mesure qu'ils cheminent dans les canaux sécréteurs du testicule, dans le corps d'Hygmore, l'épididyme, etc.

Dans certains ovaires tubuleux, c'est vers le cul-de-sac épaissi du tube ou des tubes, que se forment les ovules, sur une surface plus ou moins étendue, qui en produit en même temps une quantité variable : dans d'autres il ne s'en détache qu'un à la fois, et ils arrivent séparément dans l'oviducte. On conçoit dès-lors que les ovules peuvent ensuite cheminer par groupes, ou être isolés, diversement disposés, suivant leurs dimensions et le diamètre de l'oviducte. Il est probable que les mêmes différences existent dans le mode de production des zoospermes, d'après ce que j'ai dit de la manière dont ils se trouvent groupés dans les canaux des testicules, ou bien disséminés sans ordre dès l'origine, suivant les espèces.

Les ovules se comportent donc comme les zoospermes dans la liqueur fournie par les canaux qu'ils parcourent et par les organes accessoires ; seulement les ovules occupent beaucoup plus de place, et l'on oublie le liquide qui favorise leur progression ; tandis que les zoospermes ne sont pas appréciables à l'œil nu, et l'on ne voit que le liquide dans lequel ils nagent. Mais, dans les deux cas, la liqueur sécrétée n'est qu'un accessoire et son rôle est exactement le même.

Cependant il n'arrive pas toujours que les ovules restent complétement mobiles et isolés dans tout le trajet de l'oviducte. Ils sont souvent agglomérés, avant de sortir, dans une enveloppe commune qui se durcit après l'expulsion de la masse, et forme ce qu'on appelle un *œuf composé*. Un exemple donnera une idée de la manière dont il est ordinairement produit.

Dans les sangsues, il existe à l'extrémité des oviductes une dilatation remarquable, qui a même été regardée comme une espèce de matrice. Cette poche peut contenir de dix à vingt ovules, suivant la taille des individus : elle sécrète un fluide visqueux, qui ne tarde pas à envelopper les ovules et le mucus qui les accompagne. Le hasard a permis à Carena de suivre, jour par jour, les changemens survenus depuis le moment où le sac venait d'être déposé sur les parois d'un bocal de verre , par une sangsue commune. Elle se promena plusieurs fois autour de la masse pulpeuse, pour en faire adhérer exactement les bords ; elle fit ensuite disparaître un gros repli de l'enveloppe commune. Des douze petits points ronds que Carena avait observés le premier jour , deux s'atrophièrent ; les dix autres grossirent rapidement : l'espèce de gelée molle qui les enveloppait d'abord, disparut plus tard complétement.

Les cocons de la sangsue médicale n'adhèrent à rien et sont enveloppés d'un réseau spongieux de plusieurs lignes d'épaisseur, formé d'une espèce de bave qui se boursoufle et se durcit dans l'eau. Mais, du reste , tout se passe comme dans la sangsue commune.

Ainsi, chaque ovule a reçu , dans la première partie de son trajet , une couche d'albumine et une membrane propre ; puis tous ont été enveloppés par une espèce de gelée molle ; enfin, les ovules , fécondés ou non , ont été agglomérés avec leur mucus par une couche de liquide plus dense, provenant des parois de la poche dans laquelle ils ont séjourné quelque temps , avant de faire place à d'autres. Dans chaque ovule , tout s'est donc passé comme à l'ordinaire , jusqu'au moment où ils sont arrivés dans un réservoir commun. C'est alors seulement qu'ont été sécrétés les matériaux de l'enveloppe commune.

Il se passe des phénomènes analogues dans la production d'une foule d'œufs composés. Les planaires, par exemple, qui ont tant d'affinité avec les sangsues, pondent aussi, de la même manière, des cocons semblables vers la fin de mars, quoiqu'elles se reproduisent en automne par scission longitudinale ou transversale. Les clepsines, les pissicoles, les naïdes, les tristomes, etc., sont pourvus d'appareils semblables à la fin de l'oviducte, et se comportent de même. Dans les lymnées, ces œufs composés ont la forme très-allongée d'un ver lombric, parce que la masse qui contient les nombreux ovules, est obligée de sortir après bien des efforts par une ouverture étroite. Chez les moules, c'est dans des cellules particulières que se réunissent vingt à trente ovules, pour s'enduire d'un mucus qui les colle les uns aux autres. Les gastéropodes marins de toutes les latitudes pondent aussi des œufs composés, dont les dimensions, les formes, le mode d'adhésion et de déhiscence varient à l'infini. Il faut y joindre ceux des céphalopodes, quoiqu'ils ressemblent à des grappes de raisin, puisque les ovules sont enveloppés d'une membrane commune, fournie aussi par un appareil spécial. Enfin, la matière visqueuse qui unit les œufs des batraciens et des poissons, n'en diffère que par la consistance ; les fonctions et le mode de production sont les mêmes. Il est remarquable que tous ces animaux soient très-gélatineux, et que leurs sécrétions présentent le même caractère.

Les œufs composés des crustacés et des insectes, sur lesquels je ne puis m'arrêter, sont aussi dus à la sécrétion d'une matière visqueuse fournie par un appareil spécial.

Voyons maintenant si les zoospermes présentent quelque chose d'analogue dans certaines espèces. J'ai dit que ceux d'un grand nombre d'oiseaux, observés dans les canaux sécréteurs du testicule, étaient groupés par fascicules , et que leur tête était enveloppée par une membrane excessivement mince , repliée du côté de la queue. Il paraît donc qu'après la production d'un groupe de zoospermes par les extrémités du tube , il se passe, avant qu'un nouveau groupe soit complétement développé, assez de temps pour que la matière visqueuse du canal se condense et fasse une espèce de diaphragme, entraîné par les têtes des zoospermes qui viennent ensuite. C'est le premier rudiment des enveloppes de zoospermes; car la capsule m'a toujours paru incomplète, quoi qu'en ait dit Wagner.

Chez le crabe commun, les zoospermes sont enfermés dans une membrane très-mince aussi, mais complétement fermée. Sur un mâle énorme, pris pendant le coït et examiné sur-le-champ, nous avons constaté, M. Milne Edwards et moi, que chacune de ces capsules contenait de quatre-vingts à cent zoospermes, très-petits , piriformes, parfaitement immobiles dans l'enveloppe commune, se mouvant avec lenteur au moment de sa rupture, ensuite plus rapidement jusqu'à ce que le liquide commençât à se dessécher. Ces enveloppes , tout-à-fait simples et ex-trêmement minces, se forment dans la seconde partie de l'appareil spermatique; car, dans la première, les conduits sont très-étroits, tortueux , et ne contiennent que des zoospermes libres. C'est donc en arrivant dans cette espèce de vésicule séminale , qu'ils s'enveloppent d'une membrane commune; exactement comme les œufs composés des sangsues se forment dans ce qu'on a appelé leur matrice. Dans les testicules de la langouste, j'ai trouvé la membrane commune des capsules spermatiques.

très-mince; transparente dans les quatre-cinquièmes de son étendue, opaque sur un côté de la circonférence, comme si un embryon à moitié développé était appliqué à la surface. Dans le testicule du homard, j'en ai trouvé de beaucoup plus compliqués, en forme de raquette allongée, dont le gros bout aurait été armé de trois filets. Au milieu du sac transparent se dessinait un corps opaque, ayant l'apparence d'un T, au bas duquel se trouvaient deux points brillans. Ces différences montrent combien la disposition de ces poches est susceptible de varier dans les espèces les plus voisines.

J'ai dit que le microscope permet à peine de distinguer dans les méduses, les produits des ovaires de ceux des testicules. En effet, nous avions mis, le D.ʳ Milne Edwards et moi, de la liqueur séminale sur le porte-objet, et nous avions cru n'y voir que des ovules pleins d'une matière granuleuse, homogène, que nous avions pris pour des globules de matière vitelline; mais, après avoir fait éclater ces sacs très-minces par la compression du verre qui les recouvrait, il en sortit une multitude de zoospermes qui s'agitèrent dans tous les sens avec une grande vivacité (1). Leur queue était si mince et si transparente, que, malgré sa longueur, nous n'avons pu la distinguer qu'à l'aide du plus fort grossissement, et quand le liquide commençait à se dessécher. Nous l'avons mieux vue le lendemain, quand le desséchement était

---

(1) Je viens d'apprendre que M. Siébold avait observé, de son côté, le même fait.

complet, mais alors la tête était tout-à-fait déformée. Pour voir ces zoospermes vivans, il faut opérer à l'instant où la méduse est retirée de la mer; pour distinguer les queues, il faut attendre que le liquide se dessèche, ou y mêler une matière colorante, et se servir d'un grossissement de huit cent fois au moins.

Les actinies peuvent donner lieu à d'autres illusions, suivant les circonstances dans lesquelles on examine les longs filamens colorés, fournis par les organes mâles, et qui ressemblent si fort à ceux des organes femelles. Une première fois nous avons examiné, M. Milne Edwards et moi, cette singulière liqueur chez l'actinie rousse, *au moment où l'animal venait d'être tiré de la mer,* et nous y avons trouvé une multitude de corps semblables à des zoospermes ordinaires, si ce n'est que la tête était très-longue et la queue fort courte. Nous les avons pris d'abord pour les zoospermes de l'actinie, quoiqu'ils fussent immobiles; mais, quelques jours plus tard, en examinant la même liqueur séminale sur un individu qui était resté plusieurs heures dans une boîte d'herborisation, nous avons trouvé presque tous ces corps sans appendice. En les examinant avec l'appareil de Dujardin, au grossissement de 1080 et sous une vive lumière, nous avons reconnu, dans l'intérieur, un cylindre opaque qui remplissait presque toute la cavité, tandis que la même partie était complétement vide et transparente chez ceux qui étaient pourvus d'une queue. Nous nous sommes assurés de cette manière que ce cylindre interne n'était autre chose que la cavité qui renferme les zoospermes, et qui se renverse en dehors lorsque la

membrane externe absorbe de l'humidité. Ainsi, les
zoospermes que nous avions cru voir la première fois,
n'étaient autre chose que des spermatophores à deux enveloppes dont l'interne s'était vidée, en se renversant,
de manière à représenter une queue. La seconde fois,
la liqueur séminale s'était trouvée en contact avec l'air
en sortant du corps de l'actinie ; l'enveloppe extérieure
n'avait pas pu absorber d'eau ni chasser le tube intérieur;
voilà pourquoi ces spermatophores étaient pleins et sans
apparence de queue. Ce sont ces phénomènes qui ont
fait dire à Wagner que les zoospermes des actinies ont
une queue roulée dans l'intérieur du corps, d'où elle
peut être *lancée* (1) : c'est, du reste, ce que fera mieux
comprendre l'examen des spermatophores du poulpe,
de la seiche, etc.

Needham les avait déjà décrits sous le nom de *corps
mobiles;* mais il avait méconnu leur véritable nature.
Cuvier, dans son remarquable travail sur les mollusques,
reste dans le doute si ces corps de Needham sont des
parasites ou *des organes appartenant essentiellement à l'économie naturelle des céphalopodes* (2).

Wagner a pensé que ces sacs contenaient chacun un
ver parasite (3), et dernièrement Carus les a considérés

---

(1) Voy. *Annales des sciences naturelles;* 2ᵉ série, *Zoologie,*
tom. VIII, pag. 289.

(2) *Mémoires pour servir à l'hist. et à l'anat. des Mollusques ,* pag. 33.

(3) Wagner, *Lehrbuch der vergleichenden Anatomie.* Leip-
zig, 1835 , pag. 312.

comme des zoospermes gigantesques des plus parfaits (1). Mais les observations récentes de Philippi (2), et surtout celles de MM. Milne Edwards et Peters (3), font voir qu'il n'en est rien, et que ce sont des spermatophores comparables aux capsules séminales dont il a été déjà question et aux œufs dont je viens de parler.

Chez les poulpes, ainsi que je m'en suis assuré avec M. Milne Edwards, ces spermatophores sont composés de deux tubes renfermés l'un dans l'autre. L'interne est contourné en spirale d'une manière régulière, et sa cavité est distendue par des animalcules. Exposés à l'humidité, ils s'allongent par la petite extrémité; le tube intérieur se vide en sortant de l'enveloppe extérieure, et se renverse en dehors, peu à peu, comme les yeux des limaçons. Au microscope, on aperçoit dans la liqueur qui s'échappe du tube intérieur, des milliers de zoospermes très-longs, collés les uns contre les autres comme des mèches de cheveux, et s'agitant ensemble pendant longtemps avant de se séparer. Tout cela est très-facile à voir dans le poulpe, parce qu'il vit très-bien hors de l'eau, ce qui permet d'observer ses zoospermes vivans; d'ailleurs le tube de ces spermatophores sort très-lente-

---

(1) Carus sur le *Needhamia expulsatoria*; *Ac. des cur. de la nat. de Bonne*, tom. XIX.

(2) *Archives de Muller*. 1839, n° 4.

(3) Milne Edwards, *Observations sur les spermatophores des Mollusques céphalopodes*, etc.; *Annal. des sc. nat.*, 2ᶜ série, tom. XIII, pag. 193.

ment. Mais la seiche meurt bientôt ainsi que ses animalcules; ses spermatophores sont très-sensibles à l'action de l'humidité, et le tube intérieur, composé de quatre parties distinctes, se renverse très-brusquement, en quatre mouvemens rapides et très-rapprochés; il se rompt dans le Calmar, après avoir été expulsé brusquement, et cette rupture a presque toujours lieu à la jonction de deux espèces de capsules, dont l'une tient à un ressort spiroïde, et l'autre au reste de l'appareil.

Quelques auteurs se sont hâtés de voir dans ces mouvemens, des contractions spontanées, des preuves d'animalité, etc.; mais il est évident que ce renversement du tube intérieur est le résultat mécanique de la réplétion du tube extérieur par l'eau. Tous ces tissus gélatineux absorbent l'humidité avec une avidité extraordinaire, comme on le voit par le gonflement rapide des œufs de batraciens et de poissons, des cocons de sangsues, de planaires, etc., dès qu'ils sont déposés dans l'eau. D'ailleurs, ces spermatophores n'éclatent pas tant qu'ils sont à sec : une goutte d'eau suffit, *long-temps après la mort de l'animal*, pour faire sortir le tube intérieur. Ce phénomène s'observe même sur des spermatophores conservés dans l'alcool depuis des années (1).

Les spermatophores qui n'ont qu'une seule enveloppe, se rompent dans tous les sens, par l'excès de la distension et le ramollissement de la membrane dans l'eau:

------

(1) Voy. Needham, *Account of some new microscopical dicoveries*, et Cuvier, *Anatomie comparée*, tom. V, pag. 109.

dans ce cas, on ne peut invoquer des contractions spontanées, et le phénomène doit être le même pour tous les autres. Enfin, il est bon de remarquer que ces enveloppes spermatiques n'ont encore été observées que dans les espèces dont la fécondation s'opère dans l'eau.

Au reste, les spermatophores se comportent exactement comme les grains polliniques sous l'influence de l'humidité, et par la même raison, c'est-à-dire, parce qu'ils sont très-avides d'eau. Ceux de ces grains qui n'ont qu'une seule enveloppe, comme dans les graminés, se rompent, dans tous les sens, pour répandre leur pulvisicule; ceux qui en ont deux, poussent d'abord un long boyau fourni par la membrane interne, aussitôt que l'externe s'est rompue : elle se rompt du côté du stigmate, parce qu'elle se ramollit au contact de cette surface humide. Ici le rapprochement est d'autant plus remarquable, qu'il porte sur des corps tout-à-fait analogues par leur structure et par leurs fonctions. Tous ces phénomènes sont donc un pur effet d'endosmose, et l'endosmose tient à l'avidité de ces tissus pour l'eau. La sortie du tube intérieur des spermatophores ne prouve rien de plus que le développement des boyaux polliniques (1).

D'après ce que j'ai dit de la formation des œufs composés, il est facile de concevoir celle des spermatophores, et, en suivant les transitions, on arrive sans effort à ceux de la seiche et du calmar, qui sont les plus compliqués. On a vu que, dans un grand nombre d'es-

---

(1) *Voy.* Dutrochet; *Mémoires, etc.*; tom. II, p. 510 et s.

pèces, les zoospermes se trouvent par fascicules réguliers dans les canaux du testicule ; que, dans beaucoup d'oiseaux, les têtes sont enveloppées dans une espèce de diaphragme creux, premier rudiment de spermatophore : dans le crabe, on a vu comment les zoospermes, libres d'abord, s'enveloppaient dans la seconde partie de leur trajet, d'un kyste complet, mais simple et mince. Il n'est pas plus difficile, dès-lors, de concevoir la formation d'une seconde enveloppe à la surface de la première, quand l'appareil est plus compliqué et le fluide plus visqueux, comme cela s'observe chez le poulpe et surtout chez le calmar et la seiche : mais d'abord constatons exactement les faits.

Cuvier a été frappé de l'extrême ressemblance que présentent les diverses parties de l'appareil génital chez le mâle et la femelle dans toute cette famille des céphalopodes, et il y revient souvent, avec raison, à l'occasion de chaque pièce, quoiqu'il n'en tire pas de conséquences. Voici ce qu'on observe chez la femelle : l'ovaire, granuleux à sa surface comme le testicule, est enveloppé d'un repli en forme d'entonnoir, où sont déposés les ovules ; de là, ils passent dans un oviducte tortueux, où ils s'enveloppent d'albumine et d'une membrane extérieure propre. Ils traversent ensuite une espèce de glande charnue, contournée en spirale, dans laquelle ils se recouvrent du tégument commun qui les tient réunis en grappe. Toutes ces cavités sont remplies d'une matière poisseuse et filante, qui gêne même beaucoup dans la dissection de ces parties. La disposition est exactement la même chez le mâle. J'ai constaté avec M. Milne

Edwards, que les testicules sont remplis de zoospermes semblables à ceux que contiennent les spermatophores, mais que ces zoospermes sont libres : dans le canal déférent, on ne les trouve plus dans cet état, et l'on rencontre ordinairement deux ou trois spermatophores en voie de développement. Dans la glande spiroïde, épaisse et charnue, qu'on pourrait comparer à une prostate, on en trouve aussi quelques-uns, mais plus volumineux et pourvus déjà de deux membranes. Enfin ils descendent dans une cavité composée de replis très-réguliers, dans lesquels ils sont reçus, sur plusieurs rangs, parfaitement symétriques, en attendant qu'ils soient expulsés. Cette poche joue, comme on voit, le rôle de vésicule séminale. Nous avons remarqué aussi que les spermatophores les plus voisins de l'ouverture extérieure, sont ceux qui éclatent le plus promptement au contact de l'eau, et que ceux qu'on puise dans le canal déférent n'éclatent jamais, ce qui prouve qu'ils se perfectionnent jusqu'au moment de leur sortie, comme les ovules des batraciens, des poissons, des oiseaux, etc.

Ici, les zoospermes, au lieu d'être de plus en plus délayés dans le liquide fourni par le canal déférent, la prostate, etc., ont été saisis en masse, à mesure que les fascicules se sont présentés, et ils sont restés enveloppés comme ils se trouvaient, d'abord par une première couche de matière visqueuse, puis par une seconde dans un second appareil, et même les spermatophores sont unis entre eux dans la vésicule séminale par une espèce de colle élastique et tenace. Toute la différence qui existe, sous ce rapport, entre les mammifères, les crustacés, et surtout les mollusques, tient donc uniquement à la nature des fluides sécrétés par les organes à travers lesquels doivent passer les zoospermes. Il y a deux membranes dans les céphalopodes, parce que l'appareil sécréteur est composé de deux parties distinctes, remplies d'une grande quantité de matière visqueuse. L'abondance de cette matière est telle chez les actinies, que leurs spermatophores sont retenus par de longs filamens de matière colorée, qui flottent long-temps dans la mer sans se rompre. Si le tube intérieur est contourné en spirale chez le calmar, chez le poulpe, c'est probablement par la même raison que les chalazes sont tordus dans l'œuf des oiseaux, c'est-à-dire, par suite d'un mouvement de rotation combiné avec celui de progression : s'il est composé de quatre pièces différentes dans la seiche, c'est que son appareil est le plus compliqué qu'on ait rencontré, même dans les céphalopodes.

Wagner croit que les *capsules spermatiques* sont les organes producteurs des zoospermes, et les admet, par analogie, dans les cas où l'observation directe n'en a jamais rencontré. Mais je ne puis y voir que des spermatophores de la plus grande simplicité.

Je viens de montrer que les mouvemens observés dans les *corps mobiles de Needham* ou *spermatophores de Milne Edwards*, sont dus à un pur phénomène d'endosmose ; que la complication de leur structure dans les céphalopodes tient à la plasticité de la sécrétion et au développement extraordinaire de l'appareil sécréteur. Ainsi je ne m'arrêterai pas aux conséquences qu'on a voulu tirer de ces circonstances, pour attribuer à des enveloppes analogues la production des zoospermes. Cette hypothèse, due à Wagner, me paraît sujette à trop d'objections pour supporter un examen sérieux.

En effet, il faudrait d'abord expliquer la formation, le mode d'action, la nécessité de ces prétendus organes sécréteurs, fermés de toutes parts et flottans sans adhérence aucune. Ensuite on ne voit pas pourquoi, les testicules fournissant des zoospermes comme à l'ordinaire, d'autres corps seraient chargés, en même temps, d'en produire de *semblables*. Il y aurait là superfétation inexplicable, dérogation inutile à la loi générale. On ne comprend pas non plus ce que deviendraient les zoospermes produits par les testicules, puisqu'on n'en trouve plus un seul dans les conduits excréteurs qui contiennent des *capsules spermatiques* ou des *spermatophores*.

L'hypothèse de Wagner est donc en opposition formelle avec cette unité de loi qu'on observe dans l'immense chaîne des êtres organisés ; unité qui est surtout frappante quand on compare les ovules et les zoospermes, quand on les suit dans l'oviducte ou le canal déférent, dans leurs annexes, et qu'on les voit se comporter de même suivant la nature du liquide qui les environne et la disposition des cavités qu'ils traversent : ressemblance d'autant plus remarquable dans les céphalopodes, que les mêmes organes jouent exactement le même rôle chez le mâle et chez la femelle.

Cette étude des spermatophores permet aussi d'apprécier la valeur de quelques autres hypothèses, imaginées pour expliquer d'autres difficultés. Certainement ici la scissiparité, longitudinale ou transversale, la gemmiparité , la génération spontanée , n'expliqueront jamais comment ces capsules contiennent des zoospermes semblables à ceux qu'on trouve dans les testicules ; ou comment ceux des testicules proviendraient de ces enveloppes spermatiques qui s'éloignent du testicule au contraire, en se développant , en se compliquant de plus en plus , pour se rompre seulement après leur sortie , par la seule action de l'eau. L'histoire des spermatophores fournit donc la solution matérielle la plus claire de l'origine des zoospermes ; car ceux que renferment ces capsules viennent aussi évidemment des testicules, que les ovules des œufs composés viennent des ovaires.

Si l'on veut procéder du connu à l'inconnu, il faut partir de la formation des *capsules spermatiques* les plus simples, des *spermatophores* les plus compliqués, pour comprendre celle des grains de pollen à une ou deux membranes, à surface lisse et régulière, ou diversement accidentée. L'analogie et le raisonnement indiquent , en effet , que les granules fécondans sont formés avant la couche, simple ou double, de matière scarieuse qui les enveloppe, et l'observation directe vient encore à l'appui de ces données.

Quand on examine une anthère depuis le début de son développement , on voit que chaque loge est d'abord remplie d'un tissu cellulaire particulier , bien circonscrit et sans continuité avec les parois de la cavité. C'est ce tissu cellulaire qui doit constituer plus tard la *masse pollinique ;* c'est dans ces cellules que se développent les granules spermatiques et les grains de pollen. Dans le principe , ces granules sont disséminés d'une manière à peu près égale dans toute l'étendue de la cellule ; ils ne sont circonscrits par aucune membrane appréciable, et ils paraissent aussi nombreux, aussi volumineux qu'au moment de la maturité du pollen ; c'est plus tard seulement qu'ils se réunissent vers le centre de la cellule, quand il ne doit s'y former qu'un grain de pollen, ou qu'ils se divisent en plusieurs masses suivant le nombre des grains de pollen que doit contenir chaque cellule : c'est alors seulement qu'on commence à distinguer, à la surface du nuage, les premiers rudimens d'une enveloppe, d'abord irrégulière et mal circonscrite, qui augmente ensuite d'épaisseur, devient peu à peu sphérique, se couvre de compartimens réguliers, et quelquefois de papilles qui en occupent le centre. Dans les espèces dont le pollen a deux membranes bien évidentes, il est impossible de les distinguer avant la maturité complète. Enfin, dans le *cobœa scandens*, chaque cellule, d'abord remplie de granules spermatiques libres, renferme plus tard quatre grains de pollen, parmi lesquels il y en a presque toujours un qui est complétement transparent et ne contient aucun granule, de même qu'il arrive à certains œufs de ne pas contenir de jaune. Tous ces faits me semblent démontrer que les membranes du pollen se forment après les granules fécondans, par un acte indépendant du premier et d'une autre nature ; de même que les enveloppes séminales des animaux sont sécrétées après les zoospermes qu'elles contiennent, sans exercer la moindre influence sur leur production.

Je suis persuadé que des recherches spéciales, dirigées dans ce sens, conduiront aux résultats les plus décisifs. On peut déjà voir la confirmation de ces idées dans les travaux remarquables de M. Adolphe Brongnard, quoique l'auteur ait à cet égard des opinions bien différentes (1).

Il ne suffit pas d'avoir démontré que les zoospermes sont sécrétés par les testicules comme les ovules par les ovaires, qu'ils se comportent de la même manière au milieu de fluides semblables, etc.; il faut voir si la même analogie se montre dans le mode de leur développement.

On envisage toujours les zoospermes à l'état parfait; on ne les reconnaît pour tels, que quand on leur trouve exactement les formes et les dimensions du type de l'espèce : j'ai cependant fait voir qu'ils peuvent être plus ou moins développés, plus ou moins vivaces, suivant les individus et les circonstances, suivant qu'on les observe dans les testicules ou dans les vésicules séminales. D'ailleurs, on ne peut raisonnablement supposer qu'ils sont, dès les premiers instans de leur existence, tels qu'ils doivent être au moment de la fécondation. Tous les efforts de Burdach pour constater qu'on ne trouve souvent dans les testicules que des globules, ou des zoospermes immobiles, etc., prouvent seulement que les zoospermes passent par plusieurs degrés de développement. Enfin, il fait remarquer (pag. 134) « que Gleichen a rencontré dans des épididymes de petits globules tournant avec rapidité sur eux-mêmes, et dans les vésicules séminales seulement des spermatozoaires parfaits. »

---

(1) Voyez *Ann. des sciences naturelles*, tom. XII et suiv.

J'ai fait beaucoup d'observations analogues sur des mammifères, des oiseaux et des reptiles; je les ai variées avec d'autant plus de soin, que j'en ai mieux apprécié toute l'importance : voici ce que j'ai constaté.

En examinant avec le Dr Milne Edwards un jeune coq, récemment sacrifié, nous avons trouvé dans le sperme extrait de la surface du testicule, des corps sphériques très-petits, fort brillans et d'une mobilité extraordinaire. Dans le reste du testicule ils étaient mêlés avec des zoospermes; dans l'épipidyme il n'y avait plus que des zoospermes; ils étaient également seuls dans le canal déférent, mais plus grands et plus mobiles. J'avais déjà fait les mêmes remarques sur d'autres oiseaux, sur plusieurs mammifères et sur des lézards; mais c'est sur des couleuvres vivantes que nous avons observé, M. Milne Edwards et moi, le phénomène de la manière la plus tranchée.

En effet, les testicules étaient remplis d'une multitude de granules très-petits, brillans, arrondis et fort mobiles, dont les mouvemens rapides avaient lieu dans tous les sens, entre les globules de sang et de mucus, et nous n'y avons jamais rencontré de zoospermes. Dans l'épipidyme, quelques-uns de ces globules étaient piriformes ou munis d'un rudiment de queue. Au commencement du canal déférent, il n'existait plus de globules; les zoospermes étaient pourvus d'une queue assez longue, mais très-mince; la tête, encore peu régulière et fort transparente, laissait distinguer nettement un noyau central qui nous a paru semblable aux globules observés dans le testicule: du reste, ces têtes n'étaient pas toutes régulièrement conformées. A la fin du canal déférent les zoospermes étaient plus opaques, plus réguliers et plus agiles ; la queue était plus longue, et son extrémité se contournait plusieurs fois en spirale.

Il semble que, chez ces animaux, les organes spermatiques étant très-allongés, comme tous les viscères, le développement des zoospermes s'opère dans des parties plus distinctes, ce qui permet d'en saisir plus nettement les différentes phases (1).

---

(1) Tout récemment, M. Chambert, vétérinaire distingué de Montpellier, m'ayant fait prévenir qu'il devait sacrifier un baudet de 4 ans, estropié par un accident, je m'arrangeai de manière à pouvoir examiner au microscope les fluides contenus dans les diverses parties des organes spermatiques, *avant qu'ils eussent le temps de se refroidir*. Ayant incisé très-légèrement la surface d'un testicule, je déposai sur le porte-objet le fluide que je recueillis de l'extrémité des canaux sécréteurs, et je trouvai, au milieu des globules de sang, quelques zoospermes rares et *d'un quart plus petits* que ceux du canal déférent, mais tous immobiles malgré l'addition d'une goutte d'eau tiède. Une grande quantité de petits globules *brillans* accompagnaient ces zoospermes, et presque tous jouissaient d'une grande *mobilité*, qui s'est ralentie promptement, sans doute à cause de l'abaissement rapide de la température. Les mêmes phénomènes se sont reproduits dans le liquide extrait de la surface de l'autre testicule, qui était encore chaud. Il a été facile encore de constater que les mouvemens rapides de ces petits globules brillans se croisaient dans tous les sens, et, par conséquent, étaient spontanés. Je n'ai plus rien re-

J'ai souvent rencontré des monades dans le sperme de l'homme et de quelques animaux, lorsqu'il avait été recueilli sur des cadavres dont la putréfaction commençait à s'emparer ; mais elles se distinguent facilement des globules spermatiques, en ce qu'elles sont aplaties, transparentes sur les bords, et laissent apercevoir des traces d'organisation intérieure. Leur circonférence d'ailleurs change de forme pendant les mouvemens brusques qu'elles exécutent, et s'altère aussitôt que les mouvemens ont cessé ; tandis que les globules spermatiques sont sphériques, très-denses et homogènes ; ce qui leur donne

---

trouvé de semblable dans la liqueur séminale puisée au centre du testicule ou dans l'épididyme, etc. ; ce n'est donc qu'à la *surface* des testicules, c'est-à-dire, à *l'extrémité des canaux sécréteurs,* que j'ai rencontré ces premiers rudimens des zoospermes, et j'aurais été dans l'impossibilité de constater leur existence, si je n'avais pris toutes mes précautions pour observer le liquide lorsqu'il était encore chaud. Je suis convaincu qu'en procédant ainsi, on pourrait s'assurer que la loi est générale ; mais on n'a pas pris jusqu'à présent le soin d'examiner séparément le fluide fourni par la surface seule des testicules, et quand on ne voit pas les mouvemens rapides de ces globules, on peut douter de leur nature, malgré leur extrême petitesse et leur aspect brillant.

Aux approches du rut, on ne trouve que des globules brillans dans les testicules des oiseaux et des mammifères ; mais, pour bien voir leurs mouvemens, il faut que les organes soient encore chauds. M. Milne Edwards vient d'observer la même chose sur des *vénus* avant l'époque du frai.

le pouvoir réfringent qui rend leur centre si brillant. Aucun changement appréciable n'accompagne leurs mouvemens, et quand ces derniers ont cessé depuis long-temps, l'aspect reste encore le même. Ces différences sont assez tranchées, je pense, pour qu'on ne puisse pas s'y tromper. Quant aux molécules, les plus ténues des corps bruts ou organisés, dans lesquelles Robert Bown a signalé des mouvemens, pour peu qu'on ait l'habitude de semblables recherches, on ne pourra les confondre avec les globules spermatiques, beaucoup plus volumineux, qui d'ailleurs se rassemblent tous sous le même foyer, et se meuvent brusquement, rapidement, dans tous les sens, au milieu de globules variables pour la forme et les dimensions; enfin, le déplacement de ces molécules est toujours lent, irrégulier, oscillatoire, presque imperceptible, quand le liquide est couvert d'un verre mince et ne présente plus d'agitation intérieure. Tous les micrographes savent aujourd'hui à quoi s'en tenir sur ces déplacemens, produits par les influences extérieures; déplacemens dont on a fait beaucoup trop de bruit, et qui ne peuvent guère tromper ceux qui ont l'habitude d'observer de véritables mouvemens *spontanés*. Ce qui prouve d'ailleurs que ceux des globules spermatiques dépendent réellement de la vie, c'est qu'on ne les observe jamais que quand le sperme est très-frais, et qu'ils ne durent pas long-temps : il faut donc les regarder comme des produits spéciaux des testicules.

Si l'on compare ce qui se passe ici avec ce qu'on observe dans le développement des ovules, il est difficile de ne pas voir dans ces petits points mobiles et brillans, les analogues de la vésicule de Purkinge. En effet, cette ampoule *proligère* est la partie essentielle, fondamentale de l'ovule : c'est celle qu'on aperçoit la première; c'est autour d'elle que vient se déposer l'embryotrophe; c'est dans l'oviducte seulement qu'une couche d'albumine enduit le jaune, etc. Le point *brillant* qu'on observe à la tête des zoospermes, qui a été signalé par tous les micrographes comme caractéristique, qui se trouve dessiné dans toutes les planches faites avec soin, comme une espèce de *sphère*, ou de *lentille*, entourée d'un bord moins réfringent; ce *point* si remarquable est donc la trace du globule mouvant et brillant, observé d'abord isolé ; c'est autour de lui que se sont formées la tête, la base de la queue, etc.; c'est ce point initial qui a groupé autour de lui les autres parties du zoosperme : il joue donc exactement le même rôle dans leur développement ultérieur, que la vésicule proligère dans le développement de l'ovule.

De même qu'il y a des espèces dont les ovules sont très-simples et presque réduits à la vésicule proligère, il y a des zoospermes qui restent piriformes ou presque dépourvus de queue dans certaines espèces. Je sais bien que, chez les mammifères, on ne peut pas suivre, comme chez la couleuvre, d'une manière distincte, les différentes phases du développement des zoospermes; mais aussi, chez eux précisément, la vésicule proligère a plutôt été admise par analogie que découverte par l'observation directe, et l'ovule se sépare de l'ovaire à l'état parfait; car il n'a pas le temps de recevoir de nouveaux développemens dans l'oviducte avant d'être fécondé.

Maintenant, si l'on examine, d'un point de vue élevé, ce qui se passe dans le développement de tous les ovules, on voit que les premiers élémens de leur organisation se réunissent dans une cellule de l'ovaire, qui leur sert de première enveloppe. C'est ce qui ne peut être mis en doute pour les ovaires parenchymateux des mammifères; pour les ovaires celluleux des batraciens, dans lesquels on peut suivre, chez le même individu, tous les progrès de ce développement, depuis le moment où la cellule commence à s'emplir de jaune, jusqu'à celui de la ponte; enfin, pour les ovaires vésiculeux, dont toute la surface fournit des ovules. Dans la baudroie, par exemple, on voit le tissu cellulaire placé entre les deux membranes du sac, se remplir de matière opaque. Puis, la forme irrégulière et polygonale de chaque cellule s'arrondit en se développant, soulève la membrane interne, et tombe dans la cavité générale pour s'y compléter. Des phénomènes analogues se passent à l'extrémité des ovaires tubuleux, qui ressemblent tant aux testicules. Dans les végétaux, c'est également une cellule de l'ovaire qui reçoit les premiers matériaux de l'amande, au sein de laquelle paraissent ensuite la vésicule et le sac embryonaire; c'est à sa base que se développent la chalaze et le podosperme. Il paraît donc que c'est toujours dans une cellule de l'ovaire, que s'organisent les premiers rudimens de l'ovule; qu'une portion de l'organe femelle s'isole de plus en plus, pour devenir libre et fournir un des élémens de la reproduction.

L'analogie permet de supposer que le premier rudiment du zoosperme se forme de la même manière, et tout ce que je viens de dire des *globules spermatiques* confirme ce rapprochement. Il paraît donc que, à l'extrémité des canaux spermatiques, un point de la surface interne est soulevé par le développement de la cellule sous-jacente, qui s'accroît, s'isole de plus en plus et finit par se détacher sous forme d'un globule déjà bien organisé et vivant, lequel devient le rudiment d'un zoosperme. La même loi s'observe dans les végétaux, puisque c'est dans les cellules du tissu spécial qui remplit chaque loge de l'anthère, que se développent les granules fécondans.

Le volume de l'ovule animal est énorme dès son origine, si on le compare à celui du globule spermatique : mais cette disproportion tient uniquement à la présence du vitellus, et elle se manifeste également, pour la même raison, entre les ovules des ovipares et ceux des mammifères, parce que le vitellus des premiers doit servir *seul* au développement *complet* de l'embryon, tandis que celui des vivipares n'est indispensable que pendant les premiers jours qui suivent la fécondation. Le zoosperme ne présente rien de semblable, précisément parce qu'il trouve dans l'ovule les matériaux nécessaires à son développement ultérieur. Il ne faut donc comparer le premier rudiment du zoosperme qu'à celui de l'ovule, c'est-à-dire, à la vésicule proligère. La même cause fait que l'ovule végétal est également hors de proportion avec le granule fécondant. Excepté le point de la *vésicule germinative* sur lequel doit s'opérer la fécondation, le reste est destiné à servir de nourriture ou de protection à l'embryon.

En résumé, les *premiers rudimens* des zoospermes se forment, comme ceux de l'ovule, dans un organe spécial; il y a séparation d'un tissu organisé et vivant, qui faisait auparavant partie de l'organisme souche, et non pas *sécrétion* véritable d'un produit, au moyen de matériaux extraits directement du sang par des vaisseaux particuliers.

La liqueur séminale seule est un véritable produit de sécrétions, mais ce n'est pas le testicule qui en fournit la plus grande partie; car elle est d'autant plus abondante, comparée au nombre des zoospermes, qu'on l'observe plus près de l'orifice excréteur, parce qu'il s'y joint les liquides fournis par l'épipidyme, le canal déférent, la vésicule séminale, la prostate, les glandes de Cowper et les follicules muqueux de l'urètre. Chez d'autres animaux, il s'y ajoute encore d'autres produits et même de l'urine. La fonction essentielle du testicule est donc la *production* des zoospermes, qui a lieu par un mécanisme tout différent de celui qui préside à l'élaboration du fluide dont ils ont besoin pour achever leur développement et favoriser leur expulsion.

Comment s'achève ce développement?

Voyons d'abord ce qui se passe du côté de l'ovule, et prenons pour exemple celui des oiseaux, puisque les phénomènes sont chez eux plus saillans et mieux connus. Arrivé dans l'oviducte, l'ovule s'enveloppe d'albumine, de chalazes, d'une nouvelle membrane, enfin d'une coque calcaire; tous ces complémens de l'œuf sont entièrement étrangers à l'ovaire; tous sont des produits de diverses sécrétions, fournies par des parties distinctes de l'oviducte ; sans compter le mucus qui a favorisé la progression de l'œuf. Les mêmes phénomènes s'observent dans les ophidiens, dans les batraciens, les poissons, les mollusques, etc., avec des modifications qui dépendent de la nature des fluides et de la structure des oviductes. D'un autre côté, la liqueur contenue dans les canaux spermatiques est très-dense ; c'est probablement cette matière visqueuse qui enveloppe le *globule spermatique* et en fait la tête à l'extrémité antérieure du zoosperme. Cette partie fondamentale existe toujours, non-seulement dans les différentes espèces, mais encore dans les différentes phases d'activité du testicule. Ainsi, on ne rencontre que des globules aux approches de la puberté, chez les vieillards, dans les maladies graves, au début et à la fin du rut, chez les hybrides, comme le mulet, etc.; enfin, on distingue ce noyau primitif, au milieu de la tête des zoospermes ; c'est donc autour de lui que s'arrangent les matériaux qui viennent successivement compléter le zoosperme, ainsi que je l'ai montré distinctivement pour la couleuvre. Il est à remarquer que les dimensions de la queue sont, en général, proportionnées à la viscosité des animaux, à la plasticité de leurs sécrétions ; c'est ainsi que celles des poissons sont très-longues; celles des mollusques encore plus longues et surtout plus épaisses : l'extrémité antérieure est aussi plus longue dans ces derniers.

Quand les globules spermatiques descendent, l'un après l'autre, de l'extrémité de chaque conduit sécréteur, les zoospermes sont isolés dès le principe ; mais s'il en arrive un plus ou moins grand nombre à la fois, les zoospermes forment des faisceaux, dans lesquels toutes les têtes sont unies. Si elles rencontrent plus bas un liquide gluant, elles s'en coiffent comme dans les oiseaux, etc. Lorsque ces groupes trouvent dans le canal déférent un liquide moins dense, les zoospermes se séparent peu à peu par fascicules de plus en plus petits; les queues deviennent libres les premières, les têtes ne s'isolent quelquefois qu'après beaucoup de mouvemens dans tous les sens; la surface présente encore, pendant quelque temps, des lambeaux de ce mucus gluant, qui rendent les contours irréguliers. Si le liquide du canal déférent est lui-même très-dense, les zoospermes restent unis jusqu'à la fin, comme dans la raie, où le cloaque en contient des mèches de plus de cent. Enfin, s'ils rencontrent dans leur trajet un réservoir rempli d'un liquide plus visqueux encore, ils s'y réunissent pour n'en sortir qu'entourés d'un kyste spermatique comme dans les crustacés; s'ils traversent plusieurs appareils de cette nature, ils s'enveloppent de plusieurs membranes, plus ou moins compliquées comme dans les spermatophores des céphalopodes, en reproduisant exactement ce qui se passe dans la formation des œufs composés.

Ainsi, les *fluides* qui entourent le zoosperme depuis son état le plus rudimentaire jusqu'à son expulsion, sont *sécrétés* par des appareils très-différens, et jouent exactement le même rôle que ceux qui enveloppent l'ovule depuis sa séparation de l'ovaire jusqu'au moment de la fécondation. Les uns contribuent à son entier perfectionnement; les autres, à sa progression, à son isolement, et quelquefois à sa protection en fournissant à plusieurs une enveloppe commune. Mais les zoospermes ne sont pas plus des produits de sécrétion que les ovules, quoique divers fluides soient indispensables à leur achèvement , etc.

Il est cependant un point sur lequel la ressemblance paraît cesser complétement. Les zoospermes jouissent de mouvemens spontanés, qui suffisent pour constater en eux l'existence d'une vie indépendante : les granules polliniques en ont même d'assez étendus , quoique plus lents et plus faibles. On n'observe rien de semblable dans les ovules , ce qui a fait penser qu'ils étaient privés de vie. Mais la vie présente bien des degrés dans l'échelle des êtres, depuis l'hydatide jusqu'à l'homme , depuis le lichen jusqu'à la sensitive ; elle ne varie pas moins dans les différens tissus du même animal, depuis l'os jusqu'au muscle qui le fait mouvoir. Il est enfin une vie latente qu'on ne peut nier , quoiqu'elle puisse rester insaisissable pendant des années ; telle est celle de la graine dont le tissu a été préservé de toute altération. Eh bien, l'ovule jouit certainement d'une vie moins obscure et plus active. Je ne parle pas seulement de l'ovule végétal qui fait partie de l'ovaire , jusqu'à parfaite maturité , et qui jouit, par conséquent, avant comme après la fécondation , de la même vitalité que l'ovaire ; je fais abstraction de l'ovule animal, encore contenu dans l'ovaire , ou déjà fécondé; je dis que cet ovule , parfaitement libre de toute adhérence , jouit d'une existence indépendante , d'une vie propre , après sa séparation de l'ovaire et avant d'avoir pu subir l'influence de l'imprégnation. Cette vitalité augmente même à mesure que l'ovule chemine dans l'oviducte ; car il continue à y croître , à subir des changemens intérieurs et constans ; il s'enveloppe d'une couche d'albumen, de membranes nouvelles , etc.

Dans les batraciens , les ovules les plus faciles à féconder artificiellement, sont ceux qu'on prend à la fin de l'oviducte ; les fécondations sont d'autant plus rares qu'on opère sur des ovules plus éloignés de l'orifice extérieur. On n'en a jamais obtenu avec les ovules les plus développés qu'on ait pu trouver dans l'ovaire même ; ce qui rappelle parfaitement l'infécondité des individus dont les zoospermes sont rudimentaires ou seulement incomplets. Ainsi, les ovules se perfectionnent, comme les zoospermes , à mesure qu'ils s'éloignent de leur point de départ; la vie s'y développe avec l'organisation, à mesure qu'ils approchent du moment de la fécondation. Les ovules des batraciens peuvent encore être fécondés deux jours après leur expulsion, quand on les conserve dans des conditions convenables. Si la fécondation devient impossible plus tard , c'est donc parce que la vie y a cessé, comme on est obligé de l'admettre pour la graine qui ne peut plus germer, quoique son tissu n'ait encore subi aucune altération appréciable à nos sens. Immédiatement après la fécondation , la surface de l'œuf se couvre de sillons dont le nombre et l'étendue augmentent rapidement. Ils sont bientôt croisés perpendiculairement par d'autres, et l'aspect de la surface change de moment en moment.

Rusconi étant parvenu à féconder artificiellement des ovules de poisson , y a remarqué la même série de phénomènes que MM. Prévost et Dumas sur ceux des batraciens (1). On doit les regarder comme constans, puisqu'on les rencontre toutes les fois qu'ils peuvent être observés. De semblables contractions dans les membranes extérieures de l'ovule seraient impossibles à l'instant de la fécondation, si ces membranes n'avaient pas été vivantes auparavant.

D'un autre côté, c'est aux dépens de l'enveloppe du jaune, que se forment les organes digestifs de l'embryon ; la membrane vitelline entre dans l'abdomen, en grande partie dans les mammifères, en totalité chez les autres animaux. Il faut bien admettre qu'elle était vivante, puisqu'elle finit par faire partie de l'organisme de l'embryon, et elle existait bien long-temps avant la fécondation, car on la trouve autour du jaune dès le moment où il paraît. Il est même probable qu'elle n'est autre chose que la cellule du tissu de l'ovaire dans laquelle s'est déposé le jaune, par laquelle même il a été sécrété, comme la graisse dans sa cellule adipeuse. L'ovule animal ou végétal vit donc aussi positivement que le zoosperme et le granule pollinique ; mais il vit comme l'hydatide séquestré dans nos tissus, ou le lichen peu différent du rocher dans lequel il est empâté.

Ces mouvemens spontanés et énergiques des zoospermes ont donné lieu à une autre erreur que je dois relever ici. Les zoologistes et les physiologistes s'accordant à regarder la spontanéité de la locomotion comme

____

(1) *Ann. des sc. nat.*; 2e série, *Zoologie*, tom. IV, p. 183.

le cachet de l'animalité, on a toujours rangé les zoospermes parmi les animaux, sans examiner s'ils en possèdent les autres attributs ; cependant tous les animaux
se reproduisent et digèrent, et les zoospermes sont privés
de ces deux fonctions, non moins essentielles que la
motilité. Je démontrerai bientôt, très-facilement, la première proposition ; quant à la seconde, il me suffira de
faire remarquer que les zoospermes n'ont jamais offert la
moindre trace d'organes digestifs, de cavités intérieures,
tandis que Ehrenberg est parvenu à démontrer l'existence de ces organes dans les animalcules microscopiques
les plus simples, à l'aide de diverses matières colorantes.
Au contraire, si l'on introduit une solution de carmin
ou d'indigo entre deux lames de verre où s'agitent des
zoospermes vigoureux, on voit bientôt la matière colorante imprégner leur surface visqueuse, comme celle
des globules de mucus, des débris d'épithélium, etc.,
qui flottent dans la même liqueur; mais rien ne pénètre à l'intérieur, rien ne peut déceler la moindre trace
d'une cavité communiquant au dehors, ni même d'un
système absorbant quelconque. Seulement les parties
qui étaient restées invisibles, à cause de leur transparence et de leur extrême ténuité, deviennent apparen-
tes ; parce que, retenant toutes les molécules de matière
colorante qui arrivent successivement jusqu'au contact,
ces surfaces prennent une couleur plus foncée que celle
du liquide ambiant. C'est même le moyen le plus sûr et
le plus prompt qu'on puisse employer pour voir nettement et dans toute sa longueur la queue d'une foule de
zoospermes, de ceux des poissons, par exemple ; ou

bien pour apprécier des détails extérieurs sur lesquels on conserve des doutes. Mais ce procédé, si précieux d'ailleurs, ne m'a jamais rien appris sur la structure intime des zoospermes, parce que la matière colorante ne pénètre jamais à l'intérieur, soit pendant la vie, soit après la mort. C'est donc aller contre l'observation rigoureuse des faits, et contre toute analogie, que de regarder comme des *animaux*, des êtres qui manquent des deux caractères les plus importans de l'animalité.

C'est surtout dans les questions obscures qu'il importe de bien peser la valeur des mots dont on se sert. Qu'on appelle donc les zoospermes des *tissus vivans*, des *parties vivantes*, et même des *êtres vivans*, doués de mouvemens spontanés, mais non pas des *animalcules*, si l'on veut attacher à cette expression l'idée d'animaux très-petits mais complets, provenant d'individus semblables à eux, et pourvus d'organes digestifs ; car ils ne méritent pas plus que les ovules d'être rangés parmi les *animaux;* ils sont produits, comme les ovules, par la séparation de particules vivantes, et non par une véritable sécrétion, comme celle qui fournit la *liqueur* séminale ou celle des trompes.

Ces distinctions peuvent paraître un peu subtiles, mais on en verra plus tard l'importance ; et, dans tous les cas, on ne peut que gagner à rester exactement dans les limites du vrai (1).

---

(1) M. Dujardin paraît avoir, à cet égard, des idées analogues à celles que je viens d'exposer, si j'en juge par le

Quoi qu'il en soit, ces considérations zoologiques confirment parfaitement les faits pathologiques qui m'y ont conduit : elles permettent de concevoir pourquoi, chez l'homme lui-même, certaines liqueurs séminales ne contiennent que des zoospermes très-petits, ou transparens et promptement altérables, ou bien des globules brillans, piriformes, ovoïdes et même tout-à-fait ronds, dont les mouvemens spontanés ont pu être constatés dans des circonstances favorables : ces derniers produits sont évidemment des zoospermes plus ou moins rudimentaires, représentant en quelque sorte l'état permanent et normal des zoospermes appartenant à des animaux d'un ordre inférieur (1).

----

passage suivant que je regrette de ne pas avoir connu plus tôt. « Plus on étudie les zoospermes ou prétendus animalcules spermatiques, plus on reste convaincu que ce ne sont pas des animaux proprement dits, des êtres naissant d'un œuf ou d'un gemme, comme les zoophytes, et susceptibles de se nourrir, de s'accroître et de se reproduire. L'emploi du microscope le plus parfait et la comparaison de ces corpuscules dans les différentes classes du règne animal, font penser, au contraire, que les zoospermes sont simplement un *produit* ou une *dérivation* de la couche interne des tubes séminifères ; non point une *sécrétion*, mais un produit *progressivement formé*, un produit conservant une sorte de vitalité nécessaire pour concourir à la formation de l'embryon. » (*Ann. des scienc. nat.* ; 2ᵉ série, *Zoologie*, t. VIII, p. 291.)

(1) Je dois ici des remerciemens au Dʳ E. Legrand, pour le zèle intelligent avec lequel il m'a secondé dans mes recherches microscopiques.

On voit maintenant à quoi se réduisent les objections élevées contre l'opinion qui attribue aux testicules la production des zoospermes, puisqu'il est facile d'expliquer pourquoi ils n'ont pas toujours la même forme, dans la même espèce, suivant les époques ; pourquoi l'on trouve dans le même testicule des corps vivans d'un aspect très-différent ; pourquoi l'on rencontre des zoospermes à l'état de liberté dans le testicule, et d'autres semblables emprisonnés dans des kystes, à la fin du canal déférent : difficultés dont on n'avait pas encore donné de solution satisfaisante. D'un autre côté, les zoospermes ne sont pas plus des animaux complets que les ovules ; ils ne proviennent pas davantage d'une véritable sécrétion ; le mode de production des uns et des autres est exactement le même ; il n'y a de sécrétés que les fluides qui concourent à leur achèvement, leur fournissent une enveloppe, ou favorisent leur expulsion.

§ **XIV.** *Fonctions des zoospermes.* — On a vu que les zoospermes sont fournis par le testicule comme les ovules par l'ovaire ; qu'ils se développent de la même manière ; qu'ils sont libres ou agglomérés, suivant la nature des fluides qui leur sont fournis par les organes accessoires ; enfin, qu'ils arrivent en même temps à l'époque de leur parfait développement. Ces rapprochemens doivent déjà faire supposer que les premiers sont au mâle ou à l'organe mâle, ce que les seconds sont à la femelle ou à l'organe femelle ; qu'ils jouent, par conséquent, un rôle également important dans l'acte de la fécondation. Cette première donnée est déjà d'un grand poids ; car la question relative aux fonctions des zoospermes est intimement liée à celle de leur origine. Burdach n'a défendu la génération spontanée des *spermatozoaires*, que pour faire de ces *infusoires* de véritables *parasites;* en effet, s'ils vivent dans le sperme pour leur propre compte, ils ne peuvent plus avoir avec la génération aucun rapport direct, nécessaire ; ce qui le conduit successivement à conclure que la fécondation est un acte *purement dynamique*.

Afin de montrer plus sûrement la *nécessité* d'admettre cette hypothèse, le chef de l'école spiritualiste allemande cherche à prouver que la liqueur séminale n'a pas besoin de se trouver en contact *immédiat* avec l'ovule pour y *éveiller* une vie nouvelle. En conséquence, il fait ressortir avec le soin le plus minutieux toutes les difficultés que le sperme doit rencontrer pour arriver jusqu'à l'ovaire, surtout dans certains vices de conformation du vagin, malgré lesquels la conception a cependant eu lieu. Il serait superflu de s'arrêter à des faits bien connus et dont chacun peut facilement se rendre compte; mais je dois dire quelques mots de plusieurs cas dans lesquels la fécondation avait eu lieu, quoiqu'il fût absolument *impossible*, suivant l'auteur, que le sperme pénétrât dans la matrice (tom. II , pag. 207).

Dans la première observation, il s'agit d'une femme qui devint enceinte, quoique le vagin fût *oblitéré* par des adhérences *au-dessus de l'orifice de l'urètre* (pag. 208). Burdach ne parle pas de la menstruation ; mais il faut admettre qu'elle avait lieu comme à l'ordinaire ; car, sans cela, le sang eût été retenu dans la matrice, et l'œuf le mieux fécondé n'eût pu y contracter des adhérences pour s'y développer. Mais si le sang des règles pouvait s'écouler au dehors, pourquoi la liqueur séminale n'aurait-elle pas pu s'introduire au dedans?

Chez la seconde femme, la menstruation avait lieu, quoique *l'ouverture* de la matrice fût *obstruée* par des *adhérences* qu'il fallut détruire au moment de l'accouchement. Pendant sept ans, l'écoulement des règles avait paru peu abondant; mais il devait avoir été assez libre pour que le sang ne s'accumulât pas dans la cavité de l'utérus.

Dans le troisième cas, les accoucheurs trouvèrent le segment inférieur de la matrice saillant dans le vagin sous la forme d'un corps globuleux *sans ouverture*, qu'il fallut inciser, etc. Chez cette femme, les règles avaient paru tard; elles étaient peu copieuses, mais leur retour avait lieu aux époques ordinaires. Le col de la matrice n'était donc pas réellement *sans ouverture*, comme on l'a pensé.

J'ai parlé de ces observations, parce qu'elles pourraient faire impression sur l'esprit de ceux qui n'ont pas eu l'occasion de s'occuper spécialement des cas de cette nature. J'ai vu avec Dupuytren, et depuis dans ma pratique, plusieurs oblitérations complètes du vagin ou du col de la matrice; j'ai dû rechercher les exemples analogues qui sont disséminés dans les auteurs, et j'ai toujours vu que le sang, retenu dans l'utérus, l'avait distendu progressivement, en donnant lieu, tous les mois, à des accidens de plus en plus graves. J'ai cru rencontrer une exception à cet égard chez une dame de Marseille; mais elle n'était qu'apparente, car l'utérus manquait complétement, comme je m'en suis assuré à travers le rectum, et je n'ai plus été surpris de l'absence de tout accident périodique, malgré l'occlusion congéniale de la moitié supérieure du vagin. Il faut conclure de ces faits, que tout obstacle *absolu* au passage des règles, amène une distension croissante de la matrice. La menstruation avait lieu chez la première malade dont parle Burdach, puisque l'œuf a pu contracter des adhérences avec les parois de la matrice ; chez les autres, les règles s'écoulaient au dehors : il n'était donc pas *absolument impossible,* comme il l'affirme, que le sperme *pénétrât* dans la cavité utérine.

Le quatrième fait est encore moins concluant : « Dans un autre cas, dit Burdach, la *forme totale* de la matrice ne permettait pas de douter qu'elle ne fût originairement *adhérente,* cependant la fécondation eut lieu et l'enfant se développa dans la cavité abdominale, où on le trouva pétrifié après la mort, *qui n'eut lieu que dans un âge avancé.* » (Pag. 209.) Qu'est-ce qu'une matrice adhérente ? Comment a-t-on pu juger de cette adhérence par la forme totale de l'organe, etc. ?

Enfin, Burdach cite des cas de grossesse, malgré l'oblitération des orifices utérins des trompes ; mais il est facile de comprendre que cette oblitération était le résultat d'une inflammation survenue après la conception.

Voici, cependant, les conclusions que Burdach tire de tous ces faits : « La condition indispensable de la fécondation est la *simple* rencontre du sperme avec la partie inférieure de l'organe qui fait saillie dans le vagin, et non sa pénétration dans la cavité même. » (Pag. 209.)

Burdach a eu tort de s'arrêter en si beau chemin ; puisqu'il a rapporté un cas dans lequel le vagin était *oblitéré* par des adhérences *au-dessus de l'orifice de l'urètre,* il aurait dû en conclure que le contact du sperme avec la vulve suffit pour opérer la fécondation. Cette conséquence n'était pas plus hardie que la première ; elle était aussi facile à expliquer par le *dynamisme :* elle était même plus favorable à la théorie *dynamique* et plus rigoureusement déduite des faits invoqués pour la défendre.

Mais c'est assez s'occuper de l'hypothèse nébuleuse à laquelle Burdach a tout subordonné. Quelques faits pathologiques suffisent pour la juger. J'ai vu, par exemple, à la suite de maladies syphilitiques traitées superficiellement, des hommes sains en apparence, qui n'avaient rien transmis à leur femme, en avoir des enfans cacochymes chez lesquels se manifestaient bientôt des symptômes vénériens. Ces cas ne sont pas extrêmement rares, car plusieurs praticiens m'en ont cité de semblables. Il est évident qu'alors le père transmet à l'ovule autre chose qu'une excitation dynamique.

Parmi les physiologistes qui regardent les zoospermes comme des *parasites,* la plupart cependant veulent bien tenir compte de leur présence dans toute liqueur séminale propre à la fécondation, et de l'infécondité des individus dont les zoospermes sont rudimentaires. Mais ces deux phénomènes, si constans et si remarquables, ne diminuent pas à leurs yeux l'importance de la *liqueur* séminale ; elle est toujours, pour eux, la cause essentielle de la fécondation. Les *animalcules* n'y contribuent qu'indirectement , en agissant pour leur propre compte , comme tous les infusoires *parasites.*

Celui qui a le plus contribué par ses recherches microscopiques à répandre cette opinion , M. Bory-St.-Vincent , pense que « par leur agitation continuelle , ils contribuent au mélange de tous les élémens chimiques qui doivent porter à tel ou tel point de mixtion un sperme apte à féconder (1). » Mais on ne voit pas pourquoi les zoospermes seraient d'autant plus nombreux qu'ils auraient moins de travail à faire ; cependant , ils sont d'autant plus rapprochés qu'ils se trouvent dans un liquide plus rare et plus homogène : à l'extrémité des canaux sécréteurs , ils sont entassés les uns contre les autres , et presque à sec. D'un autre côté , la liqueur qui provient des testicules , ne peut être brassée par les zoospermes avec les produits de la prostate , des glandes de Cowper et des follicules de l'urètre ; sans compter les fluides si abondamment fournis , dans d'autres espèces , par des vésicules accessoires , et même par les reins. Enfin , on ne voit pas de quelle importance peut être cette mixtion si intime , puisque le sperme puisé dans les testicules des batraciens est aussi fécondant que celui qui est éjaculé pendant l'acte normal.

M. Bory-St.-Vincent pense que les zoospermes contribuent par leur présence à l'orgasme vénérien. En cela , je suis complétement de son avis , et j'ajoute à ce que j'ai dit dans plusieurs endroits de cet ouvrage , que

---

(1) *Dict. class. d'hist. nat.,* art. *Zoosperme* , pag. 737.

j'attribue aux zoospermes la violence des désirs du mâle, son ardeur dans la copulation , etc.; phénomènes qu'on n'observe jamais au même degré chez la femelle , dans aucune espèce.

Enfin , M. Bory-St.-Vincent suppose que les *animalcules* pourraient bien contribuer à la fécondation des ovules, par la liqueur séminale qu'ils doivent entraîner partout avec eux , après l'éjaculation , « comme les cynips vont au fond de la figue porter sur les stigmates le pollen des étamines dont ils se sont chargés , en pénétrant dans le calice turbiné qui sert de berceau commun à une association de fleurs où les mâles se tiennent à l'entrée (1). »

Malheureusement. cette description poétique ne repose absolument sur rien. Car ce n'était pas pour avoir des graines fertiles qu'on employait la caprification , mais pour hâter la maturité des figues ; et leurs graines ne sont pas moins fertiles , depuis qu'on néglige cette opération. D'un autre côté , ce n'est pas par l'ouverture de la figue que s'introduit le cynips , mais à travers ses parois , et c'est même cette piqûre qui hâte le développement du fruit. Enfin , le cynips ne s'y introduit que pour déposer ses larves dans les ovules de la figue ; et , à mesure que ces larves se développent , elles dévorent toute la substance intérieure de la graine, avant d'en sortir par un petit trou qu'elles pratiquent vers le sommet de la membrane , alors complétement vide (2).

---

(1) *Dict. class. d'hist. nat.* , art. *Zoosperme* , pag. 737.

(2) J'ai vu plusieurs fois ces figues ainsi ravagées par les

Cependant, si la comparaison est mal choisie, il ne s'ensuit pas que la pensée soit fausse ; elle est même adoptée par beaucoup de physiologistes, pour expliquer la *présence constante de parasites* dans la liqueur *fécondante* de tous les animaux. Sur quoi donc repose cette hypothèse ? Ce ne peut être que sur la distance à parcourir, chez les mammifères, pour que le sperme arrive jusqu'à l'ovule. Mais il faut bien se garder de juger du déplacement que peut éprouver un zoosperme, par ce qu'on voit au microscope ; il est évident que ses mouvemens sont en réalité bien insuffisans pour le porter à de telles profondeurs, en supposant la locomotion toujours dirigée dans le même sens, ce qui est contraire à l'observation. Quant aux poissons, aux batraciens, à divers crustacés, etc., chez lesquels la fécondation n'a lieu qu'après la ponte, le concours des zoospermes était bien inutile, puisque la liqueur séminale est répandue immédiatement sur l'ovule. Chez les insectes, chez beaucoup de mollusques, elle est déposée, pendant la copulation, dans une vésicule qui communique avec l'oviducte ou l'ovicanal, et le sperme se trouve en contact immédiat avec chaque ovule, au moment de son passage. A quoi servent donc les zoospermes de toutes ces espèces ?

On est, en général, vivement frappé de tous les phénomènes qui se passent chez les mammifères, parce

---

larves de cynips, entre les mains de mon ami, M. Delile, professeur de botanique à la Faculté de Montpellier.

qu'ils nous touchent de plus près , parce qu'ils sont plus saillans , mieux connus , et depuis plus long-temps ; mais les mammifères ne forment pas la centième partie des animaux qui se reproduisent par le concours des deux sexes ; ainsi les zoospermes seraient complétement inutiles dans l'immense majorité des cas , s'ils ne devaient servir que de *colporteurs* à la liqueur séminale. Cependant , ils sont aussi constans dans ces espèces que chez les mammifères ; et les expériences de Bonnet, de Spallanzani, et surtout de MM. Prévost et Dumas , prouvent que la liqueur séminale des batraciens, déposée sur l'ovule *sans les zoospermes* , est inféconde , tandis que ceux-ci, restés seuls sur le filtre , opèrent la fécondation comme à l'ordinaire !!....

Quelles sont donc les raisons qui peuvent empêcher d'admettre que le zoosperme est l'agent essentiel de la fécondation de l'ovule , un des deux élémens qui doivent produire un être nouveau ? Voici les plus saillantes de celles qui ont été mises en avant.

Le volume des zoospermes n'est pas en rapport avec celui de l'individu auquel ils appartiennent.

Le fait est incontestable , il est même frappant par les énormes disproportions qu'on peut citer à cet égard. Ainsi, Burdach fait remarquer (tom. I , pag. 137), d'après la table des mesures prises par MM. Prévost et Dumas , que les *spermatozoaires* du colimaçon ordinaire sont cinquante-quatre fois plus grands que celui du chien, ce qui paraît foudroyant au premier coup-d'œil. Cependant cette disproportion gigantesque n'est rien encore , si on la compare à celle de l'ovule par rapport à la mère : ainsi, par exemple, lorsque l'ovule de la poule se détache de l'ovaire, il est plusieurs milliers de fois plus gros que celui de la jument au moment de la fécondation ; et cependant personne ne doute de la part que prend l'ovule à l'acte de la reproduction. Pourquoi donc les dimensions des zoospermes devraient-elles être dans une proportion plus rigoureuse avec le mâle, que celles de l'ovule avec la femelle ?

Au reste, ce n'est pas là qu'est la question. De quoi s'agit-il en effet? De savoir si le zoosperme est réellement l'agent essentiel de la fécondation, le rudiment de l'embryon : c'est donc à l'embryon qu'il faut comparer le zoosperme et non à l'animal parfait. Or, précisément, l'embryon du colimaçon a déjà des dimensions remarquables le lendemain de l'expulsion de l'œuf; deux jours après, il commence à former sa coquille, et, quatre jours plus tard, il sort avec tous les organes, avec toutes les formes qu'il doit conserver, et se rend aussitôt sur de jeunes feuilles dont il se nourrit sans préambule. Le zoosperme du coq est trois fois plus grand que celui de l'homme; mais aussi, au deuxième jour de l'incubation, on distingue déjà dans l'embryon du poulet, les premiers rudimens du système cérébro-spinal; bientôt après, paraissent les lames des vertèbres, et le développement marche avec une telle rapidité que l'organisme se modifie d'heure en heure. Chez l'homme, au contraire, les premiers rudimens de l'embryon ne commencent à être bien distincts qu'au bout de trois semaines.

Suivant Burdach, les *spermatozoaires* « ont la même forme dans des animaux différens: ainsi, par exemple,

leur forme est la même dans le *chien* et dans l'*homme*.
D'un autre côté, on en trouve quelquefois plusieurs
de forme différente, chez un seul et même individu. »
(Tom. I, p. 157.) La première partie de cette proposition prouve tout simplement que Burdach n'a pas
étudié les zoospermes par lui-même, et qu'il n'a jamais
vu ceux du *chien* en particulier, surtout à l'état vivant ;
car il n'y en a pas de plus caractéristiques par les alter-
natives de transparence et d'opacité que présente leur
tête, suivant qu'elle se montre à plat ou de champ,
dans leurs singuliers mouvemens de progression. Ce sont
donc précisément ceux qu'on peut le moins confondre
avec d'autres.

Je conçois cependant que les personnes peu habituées
à ces sortes de recherches, doivent trouver, au premier
coup-d'œil, une grande ressemblance entre tous les
zoospermes des mammifères et des oiseaux. Il existe
même un air de famille entre ceux de tous les vertébrés,
quoique la queue s'allonge de plus en plus dans les batraciens, dans les reptiles et dans les poissons, en même
temps qu'elle devient d'une ténuité excessive. Mais, quand
on multiplie les observations, on remarque bientôt des
différences qu'on n'avait pas aperçues entre les formes
qui, au premier coup-d'œil, se ressemblent le plus.
Quant aux zoospermes des crustacés, des insectes, des
mollusques, ils ont des caractères bien tranchés, qui
ne se bornent même pas aux formes extérieures, puisqu'il est impossible de les conserver entre deux lames
de verre, comme ceux des vertébrés, et qu'ils se dé-
composent rapidement dans l'urine et même dans l'eau

la plus pure. Il est donc évident que la texture des zoospermes est plus molle , plus lâche dans les classes inférieures ; plus compacte, plus parfaite , à mesure qu'on s'élève. On voit dès-lors qu'il existe entre les diverses espèces à l'état normal, des différences semblables à celles que j'ai fait remarquer entre l'homme sain et l'homme malade.

Il est vrai que tous les zoospermes des vertébrés portent l'empreinte d'un même type ; mais il en est exactement de même pour tous les embryons de cette grande famille; et la ressemblance est d'autant plus grande, qu'on les observe à une époque plus voisine de la fécondation. Ils présentent toujours alors une grosse extrémité, globuleuse ou ovoïde, à laquelle succède une tige plus ou moins longue, plus ou moins grêle, le tout représentant assez bien une épingle ordinaire, dont les proportions varient seulement suivant les espèces. Cette configuration particulière de tous les embryons des vertébrés dans les premiers instans de leur apparition, est peut-être la seule circonstance sur laquelle les ovologistes soient d'accord, ce qui prouve sa constance dans toutes ces espèces ; et cette forme est précisément celle des zoospermes dans toute cette famille des vertébrés. Bien plus , les zoospermes des couleuvres , parvenus à la fin du canal déférent , roulent en spirale l'extrémité de leur queue , comme l'embryon le fait dans l'œuf dès les premiers instans de son apparition.

D'un autre côté, le Dr Prévost, ayant soumis à un froid de 8 à 10 degrés au-dessous de zéro des testicules de grenouille, et les ayant fait dégeler lentement dans de l'eau froide, y a trouvé des animalcules pleins de mobilité; et l'on sait que les individus parfaits reprennent également leurs mouvemens dans les mêmes circonstances. Il a vu aussi que les poisons produisent sur les animalcules les mêmes effets que sur l'adulte : l'acide cyanhydrique abolit immédiatement leurs mouvemens ; la strychnine leur donne des crispations ; ils se roulent et se tordent en tous sens avant de perdre tout mouvement (1).

Sans doute, on ne trouve pas dans toutes les espèces une concordance parfaite entre les zoospermes et les premiers rudimens de l'embryon ; mais, dans le poulet, on observe encore bien plus de différence entre l'embryon de la veille et celui du lendemain, et l'œuf des batraciens change d'aspect de moment en moment après la fécondation. De plus grandes métamorphoses s'opèrent même après l'éclosion, chez les batraciens anoures, et les insectes en éprouvent de bien plus nombreuses et de plus extraordinaires encore. Il serait impossible de croire, sans l'avoir bien constaté, qu'une grenouille vient d'un têtard, et la larve d'un insecte ne peut faire prévoir ce que seront la chrysalide et l'animal parfait. Ce dont il faut seulement s'étonner, c'est qu'il existe encore, après l'acte prodigieux de la fécondation, tant de ressemblance entre la forme des zoospermes et celle des embryons. Il ne faudrait donc pas s'étonner si l'on trouvait, dans certaines

----

(1) *Compte-rendu des séances de l'Académie des sciences ;* 30 nov. 1840.

espèces, autant de différence entre le zoosperme et l'embryon, qu'il en existe entre la chenille et le papillon.

Quant aux différences qu'on peut observer dans les *spermatozoaires* d'un même individu, j'en ai donné l'explication en faisant l'histoire du développement des *zoospermes* et en parlant des *capsules séminales*, des *spermatophores*, qu'on a pris quelquefois pour d'énormes animalcules spermatiques, d'autres fois pour des parasites, ce qui est la même chose aux yeux de Burdach. J'ajouterai seulement qu'il ne faut pas regarder comme des variétés de forme ces particules de matière visqueuse qui adhèrent quelquefois pendant long-temps à la surface des zoospermes, surtout vers leur extrémité antérieure; ces débris de mucus sont d'autant plus communs, que la liqueur est plus gluante; on les remarque particulièrement autour des zoospermes récemment séparés des faisceaux dont ils faisaient partie; ils disparaissent peu à peu, à mesure que la densité du liquide diminue, circonstance qui a trompé bien des micrographes.

Voyons ce qu'on objecte aux expériences de Spallanzani, et surtout à celles de MM. Prévost et Dumas, si remarquables par leur enchaînement logique et par les inductions rigoureuses que les auteurs en ont tirées (1).

---

(1) Ces importans travaux, qu'il faut *étudier* dans les mémoires originaux, ont servi de point de départ à ceux qui ont été entrepris depuis sur le même sujet, et feront toujours époque dans la science. (Voyez *Annales des scienc. natur.*, t. I, p. 1; t. II, p. 100; t. III, p. 113; t. IV, p. 47; t. XII, p. 415.

1° La vapeur du sperme de grenouille recueillie sur un verre de montre, n'est que de l'eau ; elle devait être impropre à la fécondation, puisqu'elle ne contenait pas la partie essentielle de la liqueur séminale.

L'objection est fondée ; mais le fait est concluant contre l'hypothèse des fécondations produites par un *aura seminalis;* hypothèse presque aussi subtile que celle du *dynamisme,* et qui compte encore des partisans.

2° Des étincelles électriques assez puissantes pour tuer les animalcules, ont dû modifier la composition chimique du sperme, et lui faire perdre, avec ses qualités intimes, sa propriété fécondante.

Cette influence étant possible, l'expérience n'est pas, en effet, suffisamment concluante.

3° Le sperme délayé, qui a passé à travers cinq filtres, n'y laisse pas seulement ses *parasites;* il y perd sa composition intime, ses qualités essentielles, et c'est ce qui le rend impropre à la fécondation.

Cependant, le sperme des batraciens ne perd pas ses propriétés fécondantes aussi facilement qu'on le pourrait croire. L'urine est sans influence sur lui, puisqu'il passe par les uretères ; puisque, par conséquent, c'est l'urine qui est chargée de sa dilution. On n'observe aucune diminution dans le nombre des fécondations, tant que l'eau ajoutée au sperme ne dépasse pas cinquante fois le poids des œufs soumis à l'expérience. Il est donc difficile de concevoir que cette même liqueur séminale ait été décomposée par la simple action mécanique des filtres. Mais, en admettant cette supposition, il resterait à expliquer comment ce qui est resté sur le filtre, a pu opérer la fécondation comme auparavant. Après avoir été délayée dans une aussi grande quantité d'eau, une partie de la liqueur séminale serait-elle demeurée sur le filtre, comme on le prétend? Mais, dans cette hypothèse même, comment n'aurait-elle subi aucune altération si tout le reste avait été décomposé? Il n'y a dans la liqueur séminale que des zoospermes, des globules de mucus, ou des débris d'épithélium, qui puissent être arrêtés par le filtre, sans éprouver aucun changement, et personne ne peut être tenté d'attribuer la fécondation à des matériaux qu'on retrouve dans toutes les sécrétions. Il ne reste donc que les zoospermes pour expliquer le phénomène.

D'autres physiologistes sont encore arrêtés par diverses considérations. Ainsi, par exemple, ils trouvent que le nombre des zoospermes serait en disproportion avec celui des ovules à féconder : comme si ces rapports numériques n'étaient pas toujours les mêmes, soit que des animalcules parasites portassent le sperme jusqu'à l'ovule, soit que la liqueur séminale servît, au contraire, de véhicule aux zoospermes.

Il est vrai que ceux-ci sont innombrables, même dans les espèces qui ne produisent qu'un petit ; mais aussi, à quelle profondeur ne doivent-ils pas pénétrer chez les mammifères ! La disproportion est encore très-grande dans les espèces dont la ponte est la plus abondante, lors même que le sperme est répandu sur les ovules, comme chez les batraciens, les poissons, etc. ; mais, dans un grand nombre d'espèces, les mâles sont infiniment moins nombreux que les femelles; d'un autre côté, la fécondation ne peut avoir lieu que sur un point très-circonscrit, et les zoospermes distribués sur tout le reste de la surface sont absolument sans action ; enfin , l'eau en disperse au loin un bien plus grand nombre. Ce qu'il y a de certain, c'est que, malgré cette multitude de zoospermes , il y a toujours beaucoup d'ovules de grenouille qui échappent à la fécondation et ne tardent pas à se décomposer, quoique le mâle ait répandu sa liqueur sur eux comme sur les autres. Ainsi , le nombre des zoospermes n'est pas encore suffisant chez les batraciens pour assurer la fécondation de tous les ovules. Que doit-il donc arriver dans les cas où la liqueur séminale ne peut pas être déposée directement sur les ovules ? L'abondance des zoospermes devait par conséquent être proportionnée aux difficultés de la fécondation , plutôt encore qu'au nombre des ovules à féconder.

Au reste, il n'arrive ici que ce qu'on observe dans toutes les classes de végétaux et d'animaux ; car les moyens de reproduction sont toujours proportionnés aux causes de destruction auxquelles les êtres vivans sont soumis. Ainsi , non-seulement les œufs et les graines semblent se multiplier à mesure que les causes de destruction augmentent ; mais encore la reproduction s'opère aussi par scission longitudinale ou transversale, par bourgeon interne ou externe, et même par tout accident qui détache une partie plus ou moins considérable de l'organisme.

Il fallait même qu'il en fût ainsi, sans quoi les espèces que nous voyons vivantes, auraient disparu faute de pouvoir se reproduire, comme tant d'autres ont péri faute d'une nourriture, d'un milieu, d'une température, etc., appropriés à leurs besoins. Elles auraient été rejoindre les innombrables espèces perdues, dont on ne retrouve plus de traces qu'à l'état fossile, et dont quelques-unes diffèrent complétement de tout ce qui vit aujourd'hui. Cette harmonie que nous admirons entre les êtres soumis à notre observation, eût été modifiée, comme elle l'a été continuellement depuis la première apparition des végétaux et des animaux les plus simples, jusqu'à présent, sans cesser pourtant, malgré la destruction de ces espèces. Ainsi, quand je dis qu'il fallait que le nombre des zoospermes fût proportionné aux difficultés de la fécondation, ce n'est pas pour justifier les causes finales, les lois de la nature, les plans de la Providence; car tout ce qui est possible existe, comme tout ce qui n'a plus été possible a cessé; je dis seulement que, sans cette profusion de zoospermes, les espèces que nous observons vivantes, n'auraient pu se reproduire jusqu'à présent.

Enfin, des physiologistes ont invoqué jusqu'à la morale dans cette question de fait. M. Bory-Saint-Vincent, par exemple, repousse de toutes ses forces la pensée *choquante*, qu'un seul de ces zoospermes *privilégié* pendant la copulation, se souderait à un ovule, *à l'exclusion de plusieurs milliers d'individus, ses pareils,* mais comme *réprouvés.* (*Loc. cit.,* pag. 745.) L'auteur a sans doute oublié que des pollens, bien autrement nombreux, couvrent quelquefois le sol de manière à simuler une *pluie de soufre,* et que chacun de ces grains de pollen contient une immense quantité de granules spermatiques également *réprouvés,* puisqu'ils sont perdus pour la fécondation : sans compter les graines étouffées dans l'ovaire par l'injuste nutrition d'une privilégiée, celles dont la germination est empêchée par le développement d'une plus heureuse voisine, etc.

Examinons maintenant la question sous un autre point de vue. L'hypothèse suivant laquelle la liqueur séminale serait l'agent essentiel de la fécondation, a-t-elle du moins l'avantage d'en expliquer mieux les phénomènes? En aucune façon : elle ne permet pas même de concevoir l'influence constante du mâle sur le produit de la conception, influence pourtant si profonde et si universellement reconnue.

On conçoit parfaitement qu'une trame élémentaire déjà organisée et vivante, fournie par le mâle, est complète en s'unissant à une autre provenant de la femelle, et qu'il résulte de ces deux rudimens d'organisation un tout qui porte l'empreinte des deux origines. Mais, comment un liquide *amorphe* pourrait-il transmettre à l'ovule des formes, des couleurs, des vices et des qualités, provenant du mâle, comme on le voit d'une manière si évidente et si constante dans les croisemens de race? Comment cette influence du mâle se retrouverait-elle dans l'ensemble de la constitution, dans la trame intime de tous les organes, dans la disposition aux mêmes maladies, aux mêmes goûts, etc. ? L'expérience de tous les jours prouve que des habitudes imposées au mâle se transmettent héréditairement à ses descendans. Ainsi, par exemple, dans l'Amérique du sud, où le pas de l'amble est très-recherché des voyageurs, on donne au cheval cette allure insolite, en le forçant, par des entraves, à faire agir toujours en même temps les deux jambes du même côté. Mais, l'engorgement qui en résulte, fait négliger ces chevaux comme monture; on ne les élève ainsi que pour servir d'étalons, les poulains qui en proviennent prenant tout naturellement le pas de l'amble. Les chiens offrent journellement des exemples aussi remarquables de la transmission héréditaire des habitudes imposées aux parens par l'éducation. Or, il est impossible d'imaginer qu'une ressemblance si profonde, si durable, puisse être transmise de la part du mâle par un fluide *amorphe* : un fluide ne peut évidemment transmettre la forme et la vie qu'il n'a pas.

Au reste, cette prétendue action de la liqueur séminale sur l'ovule, n'est que la dernière moitié d'une erreur aussi ancienne que la science, et dont on peut suivre les phases avec facilité, je dirai même avec utilité ; car le passé doit servir d'enseignement à l'avenir.

Les plus anciens observateurs ont été frappés de la ressemblance des enfans avec leur père et leur mère ; ressemblance plus ou moins prononcée, tantôt d'un côté, tantôt de l'autre, mais également partagée, quand on l'envisage dans l'ensemble des faits. Ils en ont conclu judicieusement que le père et la mère avaient une égale part à l'acte mystérieux de la reproduction. Jugeant ensuite de ce qu'ils ne pouvaient apprécier par ce qu'ils voyaient, ils ne doutèrent pas que la femme n'eût aussi sa liqueur séminale, et ils la firent venir des ovaires, attendu que celle de l'homme est fournie par les testicules. L'embryon se développant dans la matrice, ils pensèrent que les deux semences se rencontraient dans cette cavité, et que de leur union résultait l'être nouveau, portant plus spécialement l'empreinte de celui des deux sexes qui avait le plus contribué à sa formation. C'était là une idée simple, claire, saisissante; elle partait d'un aperçu large et vrai : aussi fut-elle adoptée dans son essence. On ne discuta, pendant des siècles, que sur des propositions accessoires.

Cependant, la supposition d'un sperme chez la femme ne reposait que sur une induction fournie par ce qui se passe chez l'homme. Elle fut ébranlée, dès qu'on eut remarqué que les ovaires des oiseaux fournissent des ovules au lieu de liqueur séminale. Peu à peu on étendit cette observation aux reptiles, aux poissons, aux insectes; enfin, on constata directement ce que l'analogie avait fait soupçonner, c'est-à-dire, que les mammifères rentrent dans la loi générale. Il fallut bien alors abandonner une partie de l'opinion des anciens, celle qui est relative au rôle de la mère dans la génération ; mais on n'avait encore aucune raison de modifier l'autre moitié de cette hypothèse, puisque le sperme était toujours pour tout le monde une liqueur parfaitement homogène, dans laquelle on était loin de soupçonner l'existence de corps organisés et vivans. D'un autre côté, l'importance de la liqueur séminale dans l'acte de la fécondation étant incontestable, il fallut bien admettre qu'elle agissait sur l'ovule, et l'on supposa qu'elle y excitait la vie, qu'elle en imprégnait les rudimens du fœtus, auparavant inertes ; mais il était difficile de concevoir qu'un liquide pût donner la forme et la vie dont il n'était pas lui-même doué. Si le sperme n'était qu'un agent d'impulsion, comment expliquer l'immense influence du mâle sur le produit de la conception ?

Ces difficultés étaient vivement senties, lorsque Louis de Hammen , Leuwenhoeck et Hartsœker observèrent, presque en même temps, des êtres vivans dans le sperme d'une foule d'animaux. Cette découverte fit naître une réaction contre l'opinion qui avait donné à la femelle une importance exagérée. Boërhaave , Buffon , Keil , Cheyne, Wolf, Lieutaud, etc., virent avec Leuwenhoeck, dans ces êtres vivans, de véritables *animalcules* , c'est-à-dire , des embryons qui n'avaient plus besoin que de croître pour devenir des animaux complets. On conçoit que dès-lors l'ovule ne pouvait plus être qu'un magasin de nourriture préparé pour le développement de *l'animal en miniature*, et le rôle de la femelle devint aussi accessoire que l'avait été celui du mâle.

Des exagérations de toute espèce nuisirent au progrès de la vérité , et l'on trouva plus facile de nier les faits que de les vérifier. On objecta d'ailleurs , avec raison , que la nature des alimens ne suffit pas pour rendre compte de l'influence de la mère sur le fœtus, attendu que la matière vitelline se ressemble dans des ovules appartenant à des classes différentes , que les alimens des herbivores produisent des nerfs, des muscles, etc., comme ceux des carnassiers. Enfin, l'ovule était regardé comme un corps inerte, et il était impossible de concevoir comment un *animal* se serait identifié avec un corps privé de vie. Ce rôle exclusif qu'on voulut faire jouer aux zoospermes, fut donc précisément ce qui les fit tomber ensuite dans l'oubli.

Cependant, lorsqu'on reprit les études microscopiques avec de meilleurs instrumens, il fallut bien convenir que le sperme contient, en effet, des êtres vivans, conformes aux descriptions des premiers observateurs. Alors, pour ne pas revenir à des idées discréditées, on supposa que les zoospermes étaient des *parasites ;* mais, en rencontrant constamment ces parasites dans la liqueur séminale de tous les animaux, on comprit qu'ils ne pouvaient pas être entièrement inutiles à la fécondation. Les expériences de Spallanzani ne le conduisirent pas à la vérité, parce qu'il était dominé par les idées de Bonnet; mais ces expériences étaient trop décisives pour laisser aucun doute sur la nécessité de l'intervention des zoospermes dans la fécondation. Il fallut donc chercher des occupations à ces *parasites*, et on leur accorda celles de brasser la liqueur *fécondante,* et de la charrier sur les ovules. Cette dernière trace de l'opinion des anciens doit disparaître aussi en présence des faits les plus multipliés, les plus incontestables.

Personne n'admet plus depuis long-temps l'existence d'une véritable liqueur séminale chez aucune femelle, parce que les dimensions des ovules ont permis de les étudier facilement, de vérifier les assertions émises sur leur développement, leur structure, etc. Tout le monde fut donc bientôt convaincu que les ovaires sécrètent des ovules et non du sperme; que l'ovule représente la femelle ou l'organe femelle dans la fécondation. Il était impossible d'arriver aussi promptement à la même unanimité par rapport au rôle du mâle, parce que les zoospermes ne pouvaient être bien étudiés qu'à l'aide d'excellens microscopes ; ce n'est donc que depuis peu de temps qu'on possède des résultats incontestables ; encore doivent-ils être adoptés de confiance par la plupart des lecteurs. Toutefois, ce qui est arrivé pour les ovules, indique bien clairement ce qui adviendra tôt ou tard par rapport aux zoospermes : plus les observations deviendront faciles et précises , plus elles se multiplieront dans toutes les directions, plus on verra que la loi est générale, constante , du côté du mâle comme du côté de la femelle ; et alors tout le monde sera convaincu que le mâle ou l'organe mâle intervient dans la fécondation par ses zoospermes, comme la femelle ou l'organe femelle y contribue par les ovules ; que le mâle est représenté par les zoospermes *seuls ,* et que le fluide dans lequel ils nagent, leur sert uniquement de véhicule, comme le fluide prostatique , le mucus urétral , etc.

C'est ainsi que s'achèvera la transformation de l'opinion des anciens, fondée sur l'observation incontestable d'une *égale* influence des deux sexes dans la production de l'être nouveau. Au lieu de dire que l'embryon résulte de la combinaison des deux liqueurs séminales provenant des testicules et des ovaires, on dira qu'il est dû à l'union d'un zoosperme et d'un ovule, fournis par des organes analogues chez le mâle et chez la femelle.

Mais, pour que cette union soit possible, il faut que l'ovule soit vivant, comme le zoosperme ; car une adhérence ne peut s'établir qu'entre des parties douées de vie : c'est ce qui arrive en effet, ainsi que je l'ai démontré ailleurs (pag. 482 et suiv.).

Il est surtout un point de l'ovule , dont l'organisation

est plus compliquée et la vitalité plus active, c'est *l'écus-son*, disque épais, saillant, blanchâtre, à surface villeuse ou tomènteuse, comme celle de la membrane caduque. Cette surface veloutée est celle qui, la première, se couvre de vaisseaux après la fécondation ; ce qui l'a fait appeler membrane *vasculaire*. Elle est donc disposée de manière à favoriser l'union du zoosperme et de l'ovule, comme la membrane caduque à établir l'adhérence de l'œuf avec la paroi interne de la matrice. Aussi est-ce sur ce point que se développent toujours les premiers rudimens de l'embryon, ce qui lui a valu le nom de surface *proligère*. Lorsque le vitellus est enveloppé d'une membrane dure, scarieuse, résistante, il existe un trou dans cette enveloppe externe, ou du moins un amincissement considérable à l'endroit qui correspond au centre du disque. Ce *micropyle* manque aux œufs dont les membranes sont très-minces (mammifères), ou dont la membrane externe ne se dur-cit qu'après la fécondation (oiseaux). Tout semble donc disposé pour favoriser l'adhérence du zoosperme à l'ovule, et pour lui ménager un passage jusqu'à cette surface pro-ligère. Aussi, son développement ne s'opère-t-il jamais sur un autre point.

Le premier changement qu'on observe à la surface de l'écusson chez les poulets, c'est le soulèvement d'une bandelette renflée à l'extrémité qui doit devenir la tête, et terminée en pointe à l'autre. Bientôt, de chaque côté de cette bandelette primitive, s'élève une saillie qui doit contenir les premiers rudimens des lames vertébrales, et la bandelette qui était saillante, paraît en conséquence déprimée. Les membranes cérébro-spinales ont la forme d'une épingle, dont la tête correspond à l'endroit où va bientôt se développer le cerveau et la pointe à l'extrémité de la moelle. Une substance blanchâtre, opaque, se dépose à leur surface interne, et quatre ampoules se dessinent où doivent être le cerveau, le cervelet, les tubercules quadrijumeaux et la moelle allongée, tandis que le long de la tige, deux lames opaques se rapprochent, des parties latérales vers le centre, pour former la moelle, dont la cavité diminue rapidement.... C'est autour de cet axe cérébro-spinal que se manifestent ensuite les changemens qui se succèdent avec rapidité ; c'est cet axe qui détermine la double direction de la circulation vers les deux extrémités, l'allongement du sac vitellin pour fournir l'œsophage, le rectum, etc.

On voit que tous ces phénomènes dépendent de l'influence qu'exercent l'un sur l'autre le zoosperme et l'ovule, au moyen du disque proligère par lequel l'union s'établit entre eux. L'appareil fluxionnaire qui s'établit autour de ce centre d'activité, a même quelque chose qui ressemble au développement d'un point inflammatoire dans un tissu blanc. L'embryon ne s'enfonce dans l'intérieur de l'œuf que beaucoup plus tard, et il s'éloigne d'autant plus de la surface, qu'il appartient à une espèce plus élevée : le fœtus humain est celui dont le cordon ombilical est le plus long.

Il est vrai que le zoosperme n'apporte pas à l'ovule un système cérébro-spinal tout formé, puisque les membranes du cerveau et de la moelle sont parfaitement distinctes avant l'apparition de la substance nerveuse à leur surface interne ; mais le vitellus ne fournit pas non plus à l'embryon un système digestif tout développé, et cependant personne ne doute aujourd'hui, que les organes digestifs et leurs dépendances se développent aux dépens du vitellus ; parce que les dimensions et la consistance de cette membrane permettent de suivre parfaitement toutes les phases de sa métamorphose, ce qui est impossible pour le zoosperme. Les investigations patientes des ovologistes ont appris que bien des organes n'ont qu'une existence purement temporaire, et que les autres subissent, comme les animaux eux-mêmes, des transformations d'autant plus nombreuses qu'ils sont plus compliqués ; il faut donc renoncer à l'idée que ces organes existent tout formés dans l'ovule ou le zoosperme, et n'ont besoin que de se développer pour acquérir leur état parfait; mais la première trame que nous pouvons apercevoir distinctement, à l'aide du microscope, a dû nécessairement être précédée d'une autre, aussi invariable dans sa texture, puisqu'elle amène toujours les mêmes résultats définitifs. Si le zoosperme n'est pas un système cérébro-spinal et le vitellus un système diges- tif, ils possèdent en eux les élémens nécessaires au développement ultérieur de ces deux bases essentielles de l'animalité, pourvu qu'elles se complètent l'une par l'autre, afin d'exercer l'une sur l'autre une influence réciproque, qui amène le développement ultérieur du tout. C'est le système vasculaire qui leur sert bientôt de lien commun, et fait disparaître de plus en plus les traces de cette fusion.

On conçoit ainsi, d'une manière claire, complète, comment les deux agens de la fécondation influent également sur le produit commun , puisque chacun d'eux fournit une matière déjà organisée et vivante , ce qui est inexplicable par toute autre hypothèse. Je dis plus : chacun de ces deux élémens de la fécondation représente bien l'agent qui l'a produit, et la part qu'il prend à l'acte même. En effet , le mâle , plus ardent que la femelle dans toutes les espèces, fournit le zoosperme, dont l'activité n'est jamais plus grande qu'au moment de la copulation , et celui-ci devient sur l'écusson le premier élément du système cérébro-spinal , c'est-à-dire, de toute la vie extérieure. Que voit-on , au contraire, du côté de la femelle ? Des ovaires toujours cachés profondément, même chez les mammifères , un ovule qui reçoit le zoosperme comme la femelle reçoit le mâle ; dans cet ovule , des matériaux de nutrition ; enfin les élémens d'un système digestif, par conséquent de toute la vie intérieure. Plus tard, quand le rôle du mâle est terminé , survient la gestation ou l'incubation , plus tard encore la lactation, le soin des petits toujours spécialement dévolu à la mère. Le zoosperme représente donc le mâle aussi exactement que l'ovule représente la femelle.

Voyons maintenant si la soudure , la fusion du zoosperme et de l'ovule est une hypothèse contraire à toute analogie. Il existe dans l'acte même de la génération , beaucoup d'autres exemples d'unions semblables entre des parties vivantes. L'œuf fécondé se soude à la matrice pendant tout le temps de la gestation. Quand il s'en rencontre deux à la fois, les deux placenta se fondent quelquefois d'une manière si complète, que l'expulsion de l'un des fœtus peut être suivie de la mort de l'autre, si l'on néglige de lier le cordon ombilical après l'avoir coupé : le fœtus, resté dans la matrice, est bientôt pris de convulsions et vient au monde complétement privé de sang. Bien entendu que ces deux placenta peuvent être injectés par le système artériel ou veineux de l'un ou l'autre cordon. Les doigts des mains ou des pieds sont souvent unis par leurs bords dans une étendue variable ; les deux membres inférieurs sont quelquefois fondus en un seul, de sorte qu'il n'existe plus qu'un fémur, un tibia et un rudiment de pied informe. Mais, ce qui est plus concluant que tous ces exemples, c'est l'étude des monstruosités dues à la soudure de deux fœtus, toujours par des parties similaires, suivant la remarque de Geoffroy St.-Hilaire.

Une pièce de ce genre que possède la Faculté de Montpellier, est surtout remarquable en ce que les deux squelettes sont unis par leurs os coxaux, de manière à ce que chaque symphyse des deux bassins est formée de deux os iliaques appartenant à l'un et à l'autre sujet ; il en est de même des deux membres qui s'y articulent : le droit est d'un fœtus, et le gauche de l'autre. Il est impossible de se tromper à cet égard, parce que l'un des fœtus ayant pris moins de développement que l'autre, les deux moitiés de chaque bassin n'ont pas les mêmes dimensions ; les deux membres abdominaux placés l'un à côté de l'autre, ne sont pas d'ailleurs de même longueur ; les deux moitiés du bassin et les deux membres abdominaux les plus développés appartiennent au sujet le plus fort, et ils sont écartés à droite et à gauche pour compléter les parties congénères de l'autre fœtus. Il y avait une vessie dans chaque bassin, un canal de l'urètre sous chaque pubis, etc. : ces organes avaient donc été formés aussi par des parties similaires provenant des deux individus.

Lorsque deux fœtus ne sont unis que par une faible surface, ils prennent, en général, un développement égal ; quand l'union est plus intime, il arrive ordinairement que le plus vigoureux nuit à l'accroissement de l'autre, quelquefois même le plus faible reste à l'état embryonaire. La tête, le col peuvent s'atrophier ou rester ensevelis dans le corps de l'autre, de manière que le reste pend au dehors avec des formes plus ou moins irrégulières. Enfin, le plus vigoureux peut même engloutir l'autre complétement et le recevoir dans sa cavité abdominale, fermée plus tard que celle de la poitrine. Un semblable fœtus, retrouvé dans le bas-ventre d'un *garçon,* comme cela est arrivé avant et après Dupuytren, a pu donner lieu à bien des discussions ; mais ce cas ne présente rien de plus extraordinaire que le précédent et ne peut recevoir d'autre explication ; c'est seulement un degré de plus du même phénomène.

Ainsi, l'œuf se soude à la matrice pour y puiser les matériaux de son développement ultérieur ; deux placenta se fondent pour n'en faire qu'un ; deux moitiés de bassin, de vessie, d'urètre s'unissent pour se compléter réciproquement ; enfin, un fœtus peut être englouti dans l'abdomen d'un autre, de la même manière que l'est un vitellus chez l'embryon à l'état normal.

Je n'ai cité que des exemples tirés de l'acte de la

génération chez l'homme, parce que ce sont les plus connus et les plus décisifs ; mais les soudures de deux parties, de deux individus sont très-multipliées dans les animaux et les végétaux inférieurs, même à l'état adulte. Tous les jours des masses d'éponges se soudent dès qu'elles sont en contact ; et tout le monde connaît les phénomènes de la greffe non-seulement dans les végétaux, mais encore dans des vertébrés d'un ordre élevé, tels que le coq, par exemple. Il est remarquable que toutes ces soudures sont d'autant plus faciles, que les individus sont plus jeunes et que leur organisation est plus simple. En voilà beaucoup plus qu'il n'en faut pour expliquer la fusion du zoosperme et de l'ovule.

Tous ces faits, ainsi que les précédens, confirment donc parfaitement l'opinion de MM. Prévost et Dumas, sur le rôle du zoosperme dans la fécondation. Toutefois, je ne puis être complétement de leur avis sur plusieurs propositions *accessoires*, qu'ils ont trop généralisées ; car tout ce qui est *accessoire*, est susceptible de varier, sans rien changer à ce qui est véritablement *fondamental* dans la fonction. J'ai besoin, avant d'aller plus loin, d'entrer dans quelques détails à cet égard.

Les exemples de grossesse ovarique ne sont pas extrêmement rares dans l'espèce humaine, et ils prouvent, d'une manière incontestable, que l'ovule peut être fécondé dans l'ovaire même. Les cas de grossesse péritonéale ont à peu près la même valeur ; car l'ovule devait être fécondé avant de tomber dans la cavité séreuse, et c'est en se détachant de l'ovaire qu'il a dû manquer l'ouverture de la trompe. J'admets que, dans les expé-

riences de **MM.** Prévost et Dumas, la fécondation s'est
opérée dans les trompes ou dans les cornes de la matrice, et je sais que cette opinion est appuyée par beaucoup de faits semblables, observés sur des espèces différentes de celles qui ont servi à **MM.** Prévost et Dumas.
Mais, il ne s'ensuit pas qu'on doive en faire l'application rigoureuse à l'espèce humaine ; car l'analogie ne
saurait prévaloir contre des faits directs et péremptoires.
Ici même l'analogie fournit un argument de plus contre
cette application.

Le lieu dans lequel s'opère la fécondation, est une
circonstance tout-à-fait *accessoire*, qui varie, par conséquent, suivant les espèces. Mais ces variations semblent soumises à une loi générale, subordonnée à la place
qu'occupe chaque espèce dans la série des animaux. Chez
les oursins, les méduses, les actinies, etc., les zoospermes
et les ovules sont disséminés dans l'eau, sans que le
mâle ou la femelle puisse les diriger à la rencontre l'un
de l'autre. Dans les poissons, la fécondation s'opère
aussi, en général, après l'expulsion des ovules et sans
le secours de la femelle ; mais le mâle la suit de près,
et dépose immédiatement sa laitance sur le frai. Dans
les crustacés, le rapprochement est déjà un peu plus
intime. Chez les batraciens anoures, le mâle tient la
femelle fortement embrassée, et féconde les ovules aussitôt qu'ils sont hors de l'oviducte. Chez les insectes,
l'imprégnation a lieu dans l'oviducte même, mais seulement un peu avant l'expulsion. Chez les oiseaux, c'est
dans la partie supérieure de l'oviducte, car la membrane
externe de l'œuf s'incruste plus bas de carbonate de

chaux. Chez les mammifères, elle s'opère encore plus profondément, dans les cornes ou les trompes utérines. Cette progression constante doit donc faire supposer que, dans l'espèce humaine, les zoospermes remontent jusqu'à l'ovaire même pour opérer la fécondation. Ainsi, l'analogie s'accorde parfaitement avec les observations directes fournies par la pathologie ; observations contre lesquelles il n'y a d'ailleurs aucune objection possible.

MM. Prévost et Dumas ont encore conclu de leurs expériences que la fécondation, chez les mammifères, s'opère seulement plusieurs jours après l'arrivée des zoospermes dans l'utérus et les trompes. Ces inductions me paraissent irréprochables par rapport aux mammifères employés dans ces expériences, et même applicables à d'autres espèces sur lesquelles des faits analogues ont été observés. Mais il ne faut pas se hâter d'étendre cette proposition à l'espèce humaine. Le temps qui s'écoule entre la copulation et la fécondation, est encore une circonstance *accessoire*, par conséquent très-variable dans l'échelle des animaux.

La reine des abeilles, par exemple, pond encore des œufs féconds plusieurs mois après la mort des derniers mâles, et beaucoup d'insectes fournissent des faits analogues. Il est facile, au reste, de s'en rendre compte depuis les belles observations de M. Audouin sur le réservoir séminal dont ces femelles sont toutes pourvues. La poule, après un seul accouplement, peut fournir douze ou quinze œufs féconds, et l'on ne saurait supposer qu'ils ont été fécondés tous immédiatement ; car les derniers pondus ne pouvaient être développés quand l'accouplement s'est opéré. Les expériences faites sur divers mammifères ne sont donc pas rigoureusement concluantes pour tous les autres, et en particulier pour l'espèce humaine. Voici des faits pathologiques bien plus péremptoires que toutes les analogies.

J'ai rapporté ailleurs (1) une observation de grossesse extra-utérine, due évidemment à la violente émotion causée à la mère par l'entrée subite d'un étranger immédiatement après des rapports conjugaux. J'ai vu à Bordeaux un second cas semblable. La femme avait été saisie de frayeur, quelques instans après le coït, par l'apparition dans sa chambre d'une vive lumière provenant d'un incendie. Des symptômes de péritonite se manifestèrent comme dans le cas précédent, des fistules se formèrent autour de l'abdomen, et la malade succomba long-temps après le terme de la grossesse. On trouva le fœtus dans le bassin, comme je l'avais prédit d'après l'exploration du vagin et du rectum. Le D.ʳ Marc rapporte un fait exactement semblable (2) : Une femme entrée à l'hospice de la maternité pour une grossesse extra-utérine, racontait avant sa mort, que « la crainte d'être surprise dans les bras de son amant, en entendant remuer la clef de la porte de sa chambre, lui

____

(1) *Observ. pathol. propres à éclairer plusieurs points de physiologie.* Paris, 1818.
(2) *Dictionn. des scienc. méd.*, tom. XIX, pag, 239.

fit éprouver la plus vive émotion, à l'instant même où elle a dû concevoir. »

Astruc pense que les grossesses extra-utérines sont plus communes chez les filles et les veuves qui ont passé pour sages, parce que la *crainte*, la *honte*, le *saisissement* ont beaucoup de part à ces accidens ; ce qui prouve qu'Astruc avait connaissance de plusieurs faits analogues.

La cause première de ces grossesses extra-utérines est trop frappante, trop uniforme pour être douteuse ; mais, de quelle manière la frayeur peut-elle agir ? C'est sans doute en faisant cesser l'état d'orgasme qui maintenait les franges des trompes appliquées contre l'ovaire ; ce qui ne permet pas à l'ovule de rencontrer l'ouverture du canal qui devait le conduire dans l'utérus. L'ovule était donc fécondé quand il est tombé dans la cavité du péritoine, et cependant les émotions qui ont causé l'accident, sont survenues immédiatement après le coït ; ce qui doit faire admettre nécessairement que la fécondation est un phénomène très-rapide, presque instantané, dans l'espèce humaine.

D'autres faits moins frappans, mais plus nombreux, ont fait admettre cette opinion aux accoucheurs. Il en est peu qui n'aient rencontré des femmes assez impressionnables pour avoir, à l'instant même, la conscience de leur imprégnation, et la plupart prétendent qu'elles ne se sont jamais trompées à cet égard. Il en est une foule d'autres qui éprouvent un changement subit dans toute leur économie, et même dans leur moral.

Comment les zoospermes peuvent-ils arriver si rapidement à de telles profondeurs ? Quoique leurs mouvemens soient activés pendant la copulation , ils ne peuvent évidemment expliquer seuls le phénomène ; mais il faut tenir compte de toutes les circonstances concomitantes.

L'impulsion donnée par l'éjaculation suffit pour expliquer l'introduction subite d'une certaine quantité de sperme dans la matrice. Il est bien reconnu qu'un hypospadias trop étendu est un obstacle à la fécondation, de même que tout rétrécissement notable de l'urètre. Il faut en dire autant de l'induration partielle des corps caverneux, des brides, des cicatrices, etc. , qui empêchent la rectitude de la verge pendant l'érection ; de la brièveté du frein qui tire en bas l'ouverture de l'urètre ; de la petitesse excessive de la verge, etc. Quant à la femme, la stérilité est souvent causée par une déviation de la matrice, par des brides du vagin, etc., parce que la liqueur ne peut arriver dans la direction de la cavité utérine ; et ce qui le prouve, c'est que la fécondation a souvent eu lieu, dès que ces dispositions vicieuses ont été corrigées. Des mucosités abondantes qui bouchent le col, des polypes , etc., produisent le même effet.

Il serait facile de multiplier les faits de cette nature ; mais tout le monde est d'accord sur l'importance de la projection du sperme jusque dans le col de la matrice. On connaît la structure musculeuse de cet organe : ce que je viens de dire des grossesses extra-utérines prouve que, pendant la conception, les trompes sont dans le même état d'éréthisme que le clitoris ; il est donc facile de concevoir que le sperme, introduit dans le col de l'utérus, l'excite d'une manière spéciale, et y détermine

des contractions en harmonie avec le but à atteindre ;
or, la plus légère contraction de la matrice suffit pour
pousser le sperme dans les trompes, qui, se resserrant
aussi successivement sous la même influence, peuvent
achever rapidement ce mouvement progressif.

Pour peu qu'on réfléchisse à la disposition opposée
des organes génitaux dans les deux sexes, on voit que,
chez l'homme, tout se trouve à l'extérieur, tout est
disposé pour l'expulsion convulsive du sperme, pour sa
transmission subite aussi loin que possible. Chez la
femme au contraire, tout est intérieur, tout est préparé
pour recevoir, pour conserver la liqueur séminale. Cette
disposition inverse indique assez une action opposée dans
la fonction ; car il est impossible de supposer qu'un appareil aussi puissant, aussi compliqué, reste dans l'inac-
tion sous l'influence du sperme. L'impression que la
matrice en éprouve, est suffisante pour lui faire sécréter
une membrane accidentelle : car la caduque n'est pas
un produit de l'œuf ; elle n'est même pas provoquée par
la présence de l'œuf, puisqu'elle existe avant son arrivée dans l'utérus, et même dans les grossesses extra-
utérines. La cavité de la matrice est fortement impres-
sionnée par le sperme, puisque son passage suffit pour
provoquer une pareille sécrétion. Quel sera donc le rôle
de cet appareil en état d'orgasme ? Il sera nécessairement
opposé à celui du mâle, puisque l'appareil est disposé
d'une manière inverse.

Nous ne pouvons pas avoir la preuve de ce mode
d'action, parce que tout s'opère hors de la portée de nos
sens ; les contractions spasmodiques du vagin peuvent

seules nous donner un indice de ce qui se passe plus profondément. Il est cependant, chez certains animaux, des
phénomènes qui montrent, de la manière la plus patente,
l'espèce d'absorption exercée par les organes de la femelle. Chez les salamandres aquatiques, la fécondation
s'opère sans qu'il y ait jamais contact immédiat entre les
deux sexes. Le mâle se place à côté de la femelle quand
il la voit disposée, en laissant cinq à six lignes d'intervalle entre les deux parois abdominales. Après une agitation plus ou moins vive, une émission de sperme
trouble l'eau qui sépare les deux organes, et un état
de collapsus s'empare du mâle. Or, puisque les ovules
sont fécondés dans le corps de la femelle, il faut bien
que ses organes génitaux absorbent une partie du sperme
poussé jusqu'à l'ouverture extérieure. Chez les raies,
les lombrics, etc., il n'y a pas dans le mâle de parties
saillantes qui puissent s'introduire dans les organes femelles, et cependant les ovules sont fécondés à l'intérieur.

Tous ces faits prouvent donc que le sperme détermine
dans les organes de la femelle, des mouvemens qui favorisent sa progression à l'intérieur, et complètent ceux
que le mâle a exécutés pour le pousser aussi loin que
possible. Cette seconde impulsion peut seule expliquer
comment, chez les oiseaux, le sperme peut arriver jusqu'au haut de l'oviducte. Si l'on tient compte de la puissance de l'utérus chez la femme, et de l'éréthisme des
trompes, des pavillons et des franges, on comprendra
comment la fécondation peut s'opérer subitement par le
concours de deux actions aussi puissantes et aussi in-
stantanées.

Je sais qu'on cite des exemples de grossesse survenue pendant la catalepsie, l'ivresse, le narcotisme, un viol ou d'autres circonstances analogues. Je sais ce qu'on a dit de la fécondité de certaines femmes très-froides, de l'aversion même de quelques-unes pour l'acte ou pour l'agent de la fécondation, et je ne repousse pas ces faits, bien qu'on en ait abusé dans des circonstances fort équivoques. Mais ils ne prouvent rien contre l'influence de l'utérus et des trompes sur la marche du sperme. Les fonctions de toutes ces parties dépendent du système nerveux ganglionaire ; la volonté n'a aucun empire sur elle ; il suffit que l'ovaire contienne des ovules à l'état de maturité, pour qu'il exerce son action sur le reste de l'appareil ; comme le sperme contenu dans les vésicules séminales détermine des érections, des rêves érotiques et trop souvent des pollutions nocturnes, malgré tous les efforts de la volonté. Comment l'état comateux le plus complet pourrait-il empêcher la matrice de se contracter sous l'impression du sperme, puisque la syncope, la mort même n'empêchent pas cet organe d'achever *seul* le travail de l'accouchement, qui exige pourtant bien d'autres efforts de sa part ?

On pourrait inférer de la rapidité de la fécondation dans l'espèce humaine et des phénomènes nerveux qui l'accompagnent, qu'elle consiste en un acte semblable à celui de la saturation des deux fluides électriques ; et cette hypothèse doit se présenter à l'esprit d'autant plus naturellement, que les phénomènes nerveux et électriques se confondent de plus en plus, et jouent, tous les jours, un rôle plus important ; mais il suffit, pour détruire cette hypothèse, de rappeler que, dans les insectes, il peut s'écouler plusieurs mois entre la copulation et la dernière ponte. Il n'y a donc que l'union du zoosperme avec l'ovule qui puisse rendre compte de la fécondation.

Voyons maintenant si cette opinion peut s'appuyer sur des considérations plus générales, et par conséquent plus sûres encore.

§ XV. *Loi générale de la reproduction.* — La génération est, avec la nutrition, la plus universelle de toutes les fonctions, puisque tous les êtres qui vivent se reproduisent. Malgré la diversité des phénomènes observés dans son accomplissement, il doit y avoir quelque chose de commun dans un acte qui est commun à tous. C'est ce qu'il s'agit de trouver, car c'est la condition *essentielle* de la fonction. Tout le reste n'est qu'accessoire, puisque tout le reste peut manquer dans les différentes espèces, sans que la reproduction en souffre.

C'est dans les êtres les plus simples qu'il faut chercher cette condition fondamentale de la génération, puisque c'est chez eux que la fonction est réduite à ses derniers termes, débarrassée de tout ce qui n'est pas indispensable à son accomplissement.

Le mode de génération le plus simple est, sans contredit, celui qui s'opère par l'action isolée d'un seul individu, d'un seul organe. Voyons donc ce que présentent les différentes formes de *monogénie*.

Dans la *scissiparité* un individu se divise spontanément en deux ou plusieurs parties, qui reproduisent ensuite ce qui leur manque pour se compléter. Quand la scission a lieu longitudinalement, comme cela se voit chez divers infusoires polygastriques, les deux moitiés sont parfaitement égales, symétriques, en sorte qu'il est impossible de dire qu'une moitié produit l'autre, ou qu'elle procède de l'autre ; c'est certainement le cas le plus simple, puisqu'il n'y a là ni *générateur*, ni *engendré* ; il y a seulement deux moitiés d'un être vivant, qui se sont séparées pour continuer à vivre isolément. Cette séparation commence tantôt par une extrémité, tantôt par l'autre ; mais, dans tous les cas, elle ne s'achève que quand les deux moitiés sont en état de pouvoir suffire *seules* à leur nutrition, à la reproduction de ce qui vient de se séparer. C'est bien au moment de cette séparation que ces deux moitiés jouissent d'une existence individuelle, indépendante, qu'elles constituent réellement deux êtres distincts ; mais ce n'est pas seulement de ce moment qu'elles vivent : elles vivaient également dès l'origine, et d'une vie aussi complète, aussi énergique; il n'y a donc eu que *séparation* de deux parties *vivantes*.

La scissiparité transversale s'observe chez les végétaux composés de tubes articulés et chez les animaux formés de zoonites. Quand les tubes de certaines conferves ont pris tout leur développement, ils se séparent à l'endroit des cloisons ; puis, chaque tube isolé se cloisonne à son tour, s'étend, etc., jusqu'à ce que son développement ait atteint ses dernières limites; alors le même phénomène se reproduit; parce que chaque cellule possède, quand elle se sépare, tout ce qui est nécessaire à sa nutrition et à sa reproduction. La même séparation peut avoir lieu dans les animaux, à chaque anneau, quand ils sont composés de zoonites semblables et complètes. Si l'organisation est plus compliquée vers la tête, la séparation n'a plus lieu qu'en deux parties ; et c'est ordinairement la portion postérieure qui est la plus petite, quoique chacune reproduise bientôt tout ce qui lui manque pour se compléter. Il y a donc dans ce mode de reproduction quelque chose qui ressemble au développement ordinaire des annélides, et en particulier des myriapodes, dont le corps s'allonge par la formation de nouveaux anneaux, armés de pattes comme les autres.

Dans cette espèce de scissiparité, comme dans la précédente, la séparation n'a lieu que quand chaque partie peut continuer à vivre et à se développer isolément. Mais, avant de jouir de cette existence indépendante, chaque partie vivait d'une manière aussi complète; la vie ne leur a pas été donnée instantanément comme à une matière inerte; leur séparation est un résultat de la nutrition, qui, ne pouvant plus être utile à l'accroissement de l'individu, est employée à la conservation de l'espèce.

Chez les êtres sphéroïdes, dont les dimensions sont à peu près égales dans tous les sens, la séparation peut se faire de tous côtés, en autant de parties qu'il y a d'organismes distincts, semblables entre eux et à la souche commune. C'est ce qui a lieu pour la truffe, dont chaque truffinelle, à l'époque de la maturité, représente une truffe en miniature.

Dans la *gemmiparité,* c'est une partie de la surface interne ou externe qui développe un être vivant, semblable au type qu'il doit continuer. Chez l'hydatide acéphalocyste de l'homme, de petits granules se manifestent à la surface interne des parois du kyste, par suite du développement des cellules du tissu intermédiaire aux deux surfaces. Ces points transparens se remplissent de sérosité, deviennent pédiculés en se gonflant, se séparent enfin pour tomber dans la cavité commune et donner lieu aux mêmes phénomènes. J'ai vu souvent de ces vésicules, encore adhérentes à la paroi commune, contenir déjà sur leur surface interne d'autres vésicules, au dedans desquelles il s'en formait de nouvelles. Ce fait, invoqué en faveur de l'emboîtement des germes, prouve seulement, comme tant d'autres, que la reproduction est une conséquence de la nutrition (1).

Ce mode de reproduction par gemmiparité interne, rappelle exactement les fonctions des ovaires tubuleux et surtout des ovaires vésiculeux. La formation des ovules

---

(1) Des observateurs distingués ont nié l'existence des mouvemens spontanés dans les hydatides ; mais je puis affirmer que c'est une erreur ; j'ai constaté pendant plusieurs heures des contractions évidentes dans les parois des vésicules d'une *moyenne dimension*, exposées au soleil .immédiatement après leur extraction du foie d'un individu mort la veille. Ces contractions se manifestaient par des cercles concentriques, partant de points différens et décomposant la lumière solaire avec des variations continuelles. Cependant, ces ondulations se voyaient moins bien sur les petites vésicules, et n'existaient pas du tout sur les grandes, qui avaient probablement été étouffées par le développement de leur progéniture.

dans la baudroie, n'a pas lieu d'une autre manière que celle des vésicules dans l'acéphalocyste de l'homme. Chez d'autres hydatides, communes surtout dans le bœuf, la reproduction s'opère par la surface extérieure du kyste. Mais, du reste, les phénomènes sont toujours les mêmes; c'est toujours une cellule du tissu cellulaire placé entre les deux surfaces qui se développe; seulement, la vésicule se porte au dehors et tombe à l'extérieur, quand son pédicule se rompt; c'est exactement ainsi que sont produits les ovules dans les ovaires celluleux et parenchymateux.

Les polypes d'eau douce, très-faciles à observer, ont permis à Trembley de constater l'influence remarquable d'une alimentation abondante sur leur développement. C'est ainsi qu'il a pu voir un de ces bourgeons en pousser un second à sa surface, et celui-ci en reproduire un troisième, qui en portait déjà un quatrième, quand le premier s'est séparé. Cette gemmation n'est donc encore qu'un accroissement porté au-delà des besoins de l'individu, et employé au développement de l'espèce ; c'est la nutrition continuée au profit de la reproduction. D'un autre côté, les premiers bourgeons ont à peine des bras, qu'ils saisissent aussi des proies au profit de la communauté ; car ces cavités digestives communiquent ensemble jusqu'à ce que le pédicule, très-rétréci, soit sur le point de se séparer. Quand la même proie est saisie à la fois par les bras du polype et par ceux de son bourgeon, elle est aussi disputée que si elle ne devait pas servir au développement des deux individus. Ainsi, non-seulement la vie existe dans le bourgeon dès le moment de son apparition; mais il jouit bientôt d'un commencement d'indépendance, et même il manifeste, avant de se séparer, un véritable antagonisme. Ce n'est donc pas de cette séparation qu'il faut faire dater son existence: il devient seulement indépendant.

Divers zoophytes produisent dans certaines saisons, à la surface interne de leur tube, des corps ovoïdes, que Grant, Ellis, Cavolini, etc., ont décrits sous le nom d'œufs, à cause de leur forme; mais qui ne sont évidemment que des *gemmes* développés, comme ceux des hydatides, dans une cellule voisine de la surface. Les véritables œufs ne sont jamais pourvus de cils vibratiles, et ne jouissent d'aucun mouvement spontané. Les gemmes des éponges se séparent successivement par la rupture de leur pédicule, et sortent l'un après l'autre par la même ouverture que les matières fécales. Leurs mouvemens sont d'abord très-rapides; ensuite ils diminuent peu à peu, cessent complétement, et l'embryon se fixe pour reproduire la souche. Dans les campanularia dichotoma, plumaria falcata, etc., il y a plusieurs de ces gemmes enfermés d'abord dans la même capsule ; ils en sortent ensuite pour se comporter de même que ceux des éponges.

N'est-ce pas exactement ainsi que se forment, que se développent, que se meuvent les zoospermes avant de se fixer pour reproduire l'espèce? Les uns ne sont-ils pas toujours libres et isolés depuis le moment de leur séparation des canaux spermatiques, tandis que d'autres sont enveloppés dans des kystes plus ou moins compliqués, avant de pouvoir exercer leurs mouvemens en toute liberté , par suite de la rupture du kyste? Je ne connais pas de rapprochement plus frappant.

Indépendamment de ces différens modes de génération, les polypes, les rhizopodes, les arcelles, etc., se reproduisent par les plus petites parcelles qui sont détachées de leur corps.

Quant aux végétaux, la reproduction par *monogénie* présente les mêmes caractères, soit qu'elle ait lieu par développement de bourgeons ordinaires ou adventifs, soit qu'elle s'opère à l'aide de tubercules, de turions, de propagules, de drageons, etc. C'est toujours une partie vivante qui se sépare du *type*, quand elle est en état de se développer isolément sous l'influence de circonstances favorables. Dans tous ces cas, la reproduction est encore le résultat d'une nutrition exubérante.

Les conferves présentent, comme les animaux les plus inférieurs, des exemples de tous les modes de reproduction. Pour le moment, je ferai seulement remarquer que les unes émettent des globules de matière verte, complétement immobiles, qui, disséminés dans tous les sens, reproduisent l'individu, comme des graines; tandis que d'autres espèces, très-voisines pour la structure , pour l'aspect extérieur, etc. , fournissent des globules très-mobiles au moment de leur expulsion, quoiqu'ils soient verts et semblables d'ailleurs aux premiers. Nees d'Esenbeck, Tréviranus, Dithmar, Gruithuisen, Carus, MM. Bory-Saint-Vincent et Desmazières ont constaté sur diverses espèces, que ces globules se meuvent avec vivacité, à la manière des monades, qu'ils recherchent l'ombre, etc., puis ralentissent leurs mouvemens, et se fixent, au bout de quelques jours, par des radicules, pour développer enfin des tiges creuses, de véritables conferves. M. Bory-Saint-Vincent a cru voir dans les mouvemens de ces globules verts, des caractères suffisans d'animalité pour créer la famille des *zoocarpées*. Mais on observe, entre les granules polliniques d'espèces très-voisines, les mêmes différences qu'entre les globules reproducteurs des conferves; parmi ces granules polliniques, les uns sont complétement immobiles, et les autres, au contraire, jouissent de mouvemens spontanés très-évidens. Ainsi, l'étude de la reproduction par *monogénie*, nous dévoile successivement le mode de formation des deux élémens de la fécondation dans la *digénie*.

Les sporules ne diffèrent des autres corps reproducteurs, qu'en ce qu'ils sont fournis par un organe spécial, *sporange;* je ne m'y arrêterai donc pas.

En parlant de l'individu *générateur*, j'ai toujours dit le *type* ou la *souche*, et non pas la *mère*, parce que cette expression, généralement employée, est tout-à-fait fausse. Il n'y a de mère que chez l'individu qui possède des organes femelles; et l'on ne trouve des organes femelles que dans les espèces où il existe des organes mâles. L'individu qui produit son semblable par *monogénie*, n'est donc pas plus une *mère* qu'un *père*.

C'est cependant d'un tel abus de langage que sont partis Swammerdam, Malpighi, Vallisneri, Harvey, Haller, Bonnet et autres ovaristes purs, pour attribuer presque toute la génération à la *femelle*. Fondés sur cette idée, qu'il existe une chaîne non interrompue depuis le polype jusqu'à l'homme, ils ajoutent que le polype se reproduit sans l'action fécondante du *mâle*, et ils en concluent que toute la génération est presque entièrement dans la *femelle*, l'action du mâle devant être infiniment restreinte (1).

Burdach est tombé dans la même exagération, par un autre raisonnement qui revient exactement au même. Selon lui, quand l'un des deux sexes disparaît dans l'échelle des êtres, c'est toujours le mâle, la femelle restant seule chargée de la reproduction. Étrange pouvoir des mots !!! Mais, lorsque ce même polype se partage, suivant sa longueur, en deux parties parfaitement égales, il est impossible de dire que l'une ait engendré l'autre : où donc alors sera la mère?

C'est qu'en réalité, la *monogénie*, quelque forme qu'elle affecte, n'est qu'une séparation de parties vivantes pour la reproduction du type; ce n'est qu'une nutrition exubérante, employée au profit de l'espèce quand elle n'est plus nécessaire à l'individu; c'est toujours le même phénomène qui s'étend au dehors, quand il ne peut plus servir à l'économie.

Mais ce mode de reproduction n'est possible que dans les espèces les plus simples. A mesure que les tissus deviennent plus distincts, qu'ils forment des organes spéciaux, plus nombreux, plus compliqués, les fonctions de chaque tissu, de chaque organe et même de chaque partie d'un organe, deviennent aussi plus spéciales, plus précises, en un mot plus parfaites, comme l'a fait observer depuis

(1) Haller, *Elementa physiologiæ*, lib. **XXIX**.

long-temps M. Milne Edwards. Toutefois , à côté de ces immenses avantages, se trouve l'inconvénient attaché, dans nos fabriques, à toute division excessive du travail; chaque partie devient de plus en plus impropre à remplir d'autres fonctions que celles qui lui ont été dévolues. Dans le polype, tous les tissus sont fondus, de telle sorte que chaque portion de l'animal sent, se contracte, absorbe, respire et digère ; la peau peut remplir les fonctions de l'estomac et réciproquement ; chaque particule, séparée du reste, contient tout ce qui lui est nécessaire pour continuer à vivre et pour réparer ce qui lui manque; aussi le polype peut-il se reproduire par tous les modes connus. Dans les végétaux et les animaux articulés, dont chaque cellule, chaque zoonite ressemble aux autres , la reproduction peut s'opérer dans chaque division. Chez les animaux rayonnés, chaque rayon, possédant des ganglions nerveux, des muscles, etc., comme tous les autres, peut aussi reproduire ceux qui lui manquent pour que l'agrégat soit complet. Mais , quand la vie d'ensemble est confiée à trop d'organes distincts, l'individu ne peut plus produire son semblable par la séparation d'une partie de son corps , parce qu'aucune de ces parties ne possède en elle tout ce qui lui serait nécessaire pour vivre; elle pourra tout au plus être reproduite par l'action simultanée de tout ce qui reste. Ainsi, la limace refait la face, la bouche et les yeux, pourvu que la section soit pratiquée sans endommager le ganglion œsophagien , qui représente le cerveau ; ainsi, les pattes repoussent chez les crustacés , les membres chez les salamandres, la queue chez les lézards ; mais, au-dessus des reptiles, il n'y a plus que les parties sécrétées qui puissent être reproduites.

La monogénie est donc impossible dans les espèces un peu compliquées, puisque toute la puissance de l'économie se borne à la reproduction de certaines parties. Ce qui prouve d'ailleurs directement cette impossibilité, c'est que la monogénie ne s'observe dans aucune espèce un peu élevée.

Cela ne veut pas dire que la *digénie* ne se puisse rencontrer avec la *monogénie*. On conçoit, au contraire, que le concours de deux organes distincts pourra facilement amener la reproduction de l'espèce, dans tous les cas où le même phénomène a pu être produit par l'action spontanée d'un seul individu, d'une seule partie; et c'est, en effet, ce qui arrive dans les végétaux et les animaux des classes inférieures.

Lorsqu'un seul individu ne peut plus reproduire l'espèce, parce que les tissus sont devenus plus distincts, les organes plus nombreux, les diverses fonctions plus spéciales, etc. , il faut bien que la reproduction elle-même soit confiée à des organes spéciaux, et que ces organes diffèrent d'autant plus dans les deux sexes et soient eux-mêmes d'autant plus compliqués , que le reste de l'économie est aussi plus complexe : c'est, en effet, ce qui existe, ainsi que je l'ai fait remarquer ailleurs (pag. 434 et 455).

C'est chez les mammifères que les organes génitaux du mâle et de la femelle sont le plus compliqués, et qu'ils diffèrent davantage par leur structure propre et par le caractère spécial de leurs fonctions.

Dans l'espèce humaine, chaque pièce des deux appareils est elle-même encore plus distincte. Chez la femme, les ovaires sont plus homogènes, plus compacts, plus exactement sphériques que chez les femelles d'aucun autre mammifère ; les franges sont plus séparées des ovaires ; la matrice est plus circonscrite, plus globuleuse, plus saillante entre les trompes et dans le vagin ; elle est, enfin, plus éloignée des mamelles. Chez l'homme, les canaux sécréteurs des testicules sont plus distincts, plus longs, plus faciles à déplisser ; chez lui seul, le testicule est enveloppé d'une membrane séreuse complétement isolée de la cavité péritonéale, circonstance que la station bipède rend encore plus remarquable ; c'est, enfin, chez lui que la verge et le scrotum sont plus détachés de l'abdomen et des pubis. Aussi, est-ce dans l'espèce humaine que les organes génitaux ont le plus d'influence sur toutes les fonctions de l'économie, sur tous les actes de la vie, et que la sexualité est empreinte plus profondément dans tous les tissus, même avant la puberté.

Il existe donc une harmonie remarquable entre les modifications des organes génitaux et celles que subit l'économie dans la série des êtres vivans ; ou plutôt, les organes génitaux portent l'empreinte de l'économie propre à chaque espèce ; ce qui devait être, puisque ce sont eux qui sont chargés de reproduire le type. Mais il est naturel de penser que cette structure spéciale des organes génitaux influe aussi puissamment, aussi directement sur les produits qui en résultent, que l'ensemble de l'économie influe sur la structure spéciale des organes génitaux ; et c'est certainement ce qui a lieu, puisque ces matériaux reproduisent toujours l'espèce, et même les nuances les plus délicates qui distinguent les individus de la même espèce. L'exemple du mulet et de la plupart des hybrides, prouve combien la plus légère modification dans ces organes peut apporter de différence dans leurs produits ; car le testicule du mulet ne diffère pas sensiblement de celui du baudet, et le microscope lui-même ne permet pas d'apprécier le moindre caractère distinctif dans l'organisation intime de l'un et de l'autre : cependant, le premier ne fournit jamais de zoospermes complets. A plus forte raison les produits doivent-ils présenter un cachet particulier, quand les organes ont des caractères distinctifs qui frappent à la première vue.

Mais, parmi les matériaux fournis par le mâle et par la femelle, quels sont ceux qu'on peut regarder comme essentiels, commé propres à maintenir invariablement le type de l'espèce? Est-ce la partie liquide, transparente? Sont-ce les granules de toute espèce, les débris d'épithélium, etc., qui n'ont aucune forme déterminée, constante? ou bien, n'est-ce pas plutôt la partie organisée, qui présente des formes invariables, déjà compliquées, et tous les caractères de la vie? Abstraction faite de toute observation directe, le plus simple raisonnement permettrait de choisir entre ces deux hypothèses; car la forme et la vie ne peuvent être transmises par ce qui est privé de forme et de vie.

Ce n'est pas non plus dans la fécule de l'ovule végétal, dans le vitellus de l'ovule animal, et moins encore dans le fluide ambiant , qu'il faut chercher la part d'influence de la femelle sur l'être nouveau qui doit résulter de la fécondation ; pas plus qu'on ne peut trouver dans les matériaux divers qui accompagnent les zoospermes, la part de vitalité et d'organisation fournie par le mâle. Il n'est plus permis d'admettre aujourd'hui dans l'ovule ou dans le zoosperme , des germes invisibles de tous les organes, tels qu'ils sont à l'état parfait , puisqu'ils doivent éprouver une foule de transformations avant d'y arriver, et que d'autres disparaissent après une existence purement transitoire ; mais, il faut bien que le mâle et la femelle fournissent les premiers élémens de la trame qui doit amener leur ressemblance, de même que les premiers linéamens appréciables contiennent les rudimens de toutes les métamorphoses subséquentes. On arrive donc, par le simple raisonnement , à la même conclusion que par l'analyse rigoureuse des faits les plus constans et les mieux observés , et cette conclusion est parfaitement conforme à la loi établie pour la reproduction par *monogénie*.

En effet, qu'avons-nous observé à cette occasion ?

1° Dans la *monogénie*, la génération n'est qu'un développement exagéré ; la nutrition n'est employée à l'entretien de l'espèce, qu'après avoir satisfait aux conditions d'existence de l'individu ; la fécondité est en raison des alimens, etc. Il en est exactement de même dans la *digénie* : les organes génitaux n'achèvent leur évolution, que quand l'existence de l'individu est assurée, et la fécondité est d'autant plus grande, que le mâle et la femelle ont moins à lutter contre les causes extérieures de destruction : de là, l'influence des alimens abondans et réparateurs chez les animaux, de l'engrais dans les végétaux, d'une température appropriée, etc., pour les uns et les autres.

2° Dans la *monogénie,* la reproduction consiste essentiellement dans la séparation d'une partie déjà vivante, qui ne fait qu'acquérir une existence indépendante ; en sorte que la vie n'est pas un instant interrompue entre la *souche* et le corps reproducteur qui s'en sépare. Les mêmes phénomènes s'observent dans la *digénie ;* seulement ils s'opèrent dans deux organes distincts, parce que la complication de l'organisme ne permet plus que la fonction soit remplie par un seul. Bien plus, la production des ovules et des zoospermes, leur développement successif jusqu'au moment de la fécondation, ressemblent exactement à tout ce que j'ai fait remarquer des différens modes de reproduction par *monogénie.* L'ovule et le zoosperme ne sont-ils pas doués de vie? Ne se détachent-ils pas de parties vivantes, avec des circonstances semblables à celles qui accompagnent la reproduction par *monogénie ?*

Plus on étudiera l'ovule et le zoosperme, plus on verra qu'ils représentent, jusqu'au moment de la fécondation, tous les phénomènes de la *monogénie* dans les espèces les plus inférieures. Les travaux de Carus, de Tréviranus, de MM. Geoffroy-St.-Hilaire, Serre, etc., ont démontré que les espèces supérieures passent transitoirement par l'état permanent des espèces inférieures. C'est une pensée profonde, large et vraie, autant que féconde ; mais, jusqu'à présent, on n'était parti que du moment de la fécondation ; il faut évidemment y ajouter l'histoire antérieure du développement de l'ovule et du zoosperme, pour que la série soit complète , pour qu'elle commence réellement aux derniers degrés de l'échelle ; c'est alors seulement que la loi sera générale et sans exception.

3° Dans la *monogénie* , la séparation a lieu quand l'individu nouveau peut continuer à se développer isolément ; dans la *digénie* , chaque partie vivante se sépare de l'organe qui l'a produite , quand elle peut s'unir à l'autre pour la compléter et en être complétée. Mais cet être nouveau, à l'état le plus rudimentaire , au point initial de son existence , aurait péri s'il avait dû puiser les matériaux de son prochain développement dans les agens extérieurs ; car il ne pouvait *seul* acquérir une organisation plus compliquée que celle des êtres les plus simples ; d'ailleurs , ce mode de reproduction n'eût toujours été qu'une *monogénie* semblable à celle qui a lieu par des sporules. Il fallait donc que , en se séparant du mâle et de la femelle , l'ovule et le zoosperme trouvassent ces matériaux de développement ailleurs que dans les agens du dehors , puisqu'ils devaient être autre chose qu'une hydatide ou un polype. Mais chacune des deux moitiés ne pouvait être chargée du même rôle ; car elles n'auraient pas eu d'action l'une sur l'autre, et chacune aurait pu se développer sans le secours de l'autre , comme dans la *monogénie* des classes inférieures. Il a donc fallu nécessairement que l'une des deux moitiés fût chargée spécialement de pourvoir à la nutrition commune , jusqu'à ce que l'être nouveau fût en état de puiser par lui-même dans le monde extérieur, et ce rôle a toujours été rempli par la femelle.

L'ovule végétal se munit de fécule avant la fécondation, au moyen de son podosperme, qu'on a mal à propos appelé cordon ombilical, et il continue ensuite à s'en remplir jusqu'au moment où l'embryon et l'embryotrophe sont assez développés pour pouvoir puiser au dehors les élémens d'un développement complet. Alors, les vaisseaux du podosperme se dessèchent, la graine se détache, etc. Ces matériaux étant presque à l'état de siccité, ne réagissent que difficilement les uns sur les autres, et la faculté de germer se conserve pendant long-temps. L'embryotrophe est constamment alimentaire, non-seulement pour l'embryon, mais encore pour tous les animaux granivores. On peut en dire autant du vitellus dans tous les animaux ; seulement, comme il est plus liquide, il prête plus facilement à la fermentation putride, et l'incubation doit suivre de près la ponte, à moins qu'une température très-basse ne suspende les phénomènes, comme chez les insectes. Le vitellus est très-petit dans les mammifères, parce qu'il n'est utile que dans les premiers jours de la gestation ; mais l'utérus et les mamelles complètent le rôle de la femelle, dont le caractère distinctif est toujours de servir à la nourriture de l'embryon.

Toutefois, l'ovule n'est pas seulement un magasin d'alimens ; il est encore, et avant tout, une partie *vivante*. C'est comme tissu *vivant*, que le rôle de l'ovule est le plus important, puisque, chez les mammifères, l'ovule sert très-peu à la nourriture de l'embryon ; c'est comme complément *vivant* du zoosperme que l'ovule doit être considéré, si l'on veut embrasser dans son ensemble la loi fondamentale de la génération.

Quant aux zoospermes, il est évident qu'ils sont vivans, *seuls vivans* dans la liqueur séminale, et peuvent *seuls*, par conséquent, transmettre la vie : ils ont *seuls* une organisation plus ou moins avancée, suivant les classes, et des formes invariables pour chaque espèce ; eux *seuls* peuvent donc transmettre aux descendans l'influence propre du mâle avec ses plus légères nuances.

Les mêmes considérations sont exactement applicables aux végétaux. Avant la fécondation, l'ovule vit, chez eux, de la vie de l'ovaire, puisqu'il a déjà subi de nombreuses transformations, et que son organisation est très-compliquée avant qu'il ait pu recevoir l'influence du pollen : d'ailleurs sa continuité avec l'ovaire ne cesse que bien long-temps après. Quant aux granules polliniques, j'ai montré leur analogie avec les globules reproducteurs des conferves ; ce qui s'accorde avec le rôle de ces granules comme agens de reproduction, quoique les uns soient immobiles, tandis que les autres jouissent de mouvemens spontanés, très-obscurs dans certaines espèces, plus évidens et même très-étendus dans d'autres. J'ai fait voir aussi la ressemblance remarquable des grains de pollen, à une ou deux enveloppes, avec les simples capsules spermatiques et les spermatophores les plus compliqués, non-seulement par leur manière de se comporter sous l'influence de l'humidité, mais encore par leur mode de formation dans les organes mâles.

Quant au rôle des granules polliniques dans la fécondation, il avait déjà été comparé à celui des animalcules spermatiques par Needham, Gleichen, Geoffroi, de Jussieu, etc. Mais M. Ad. Brongniart a démontré l'exactitude de cette opinion par des observations plus précises, plus multipliées, faites avec de meilleurs instrumens et enchaînées par une logique plus sévère (1).

Voici ce qui résulte des faits incontestables qui ont été publiés à ce sujet. Les granules polliniques sont, comme les zoospermes, d'une constance remarquable pour leurs formes et leurs dimensions dans la même espèce ; constance reconnue aujourd'hui par ceux même qui n'attachent aucune importance à ces granules. Ils manquent sur les plantes conservées dans les serres sans donner de graines, comme les zoospermes manquent dans la semence du mulet, etc..... Les grains de pollen sont alors remplis d'une matière mucilagineuse, et dépourvus de granules à formes et à dimensions constantes, comme ceux qu'on observe dans toutes les plantes phanérogames dont la fécondation a lieu d'une manière régulière (2).

---

(1) Ces travaux remarquables ont besoin d'être médités dans les Mémoires originaux, comme ceux de MM. Prévost et Dumas, dont ils sont, en quelque sorte, le complément. (Voy. *Ann. des scienc. natur.*, t. XII., p. 14, 145, 225 ; t. XIII, p. 146 ; t. XV, p. 381 ; t. XXIV, p. 113, 263.)

(2) A Toulon, un dattier mâle existe près d'un dattier femelle, sans qu'il en résulte cependant fécondation, et les noyaux ne contiennent pas d'embryon. Le professeur Delile a constaté que les grains de pollen sont tous vésiculeux, demi-transparens, et non farineux, opaques comme ceux d'Afrique.

Quant à leurs mouvemens spontanés, je suis loin d'y attacher la même importance que MM. Ad. Brongniart, Brown, Amici, etc., attendu qu'ils sont très-obscurs dans beaucoup d'espèces, qu'ils manquent absolument dans d'autres, et ne me paraissent nullement nécessaires pour compléter leur analogie avec les zoospermes. Il me semble même plus naturel de retrouver dans les agens de la fécondation le caractère qui distingue le plus éminemment les végétaux des animaux, et j'ai besoin de me rappeler les mouvemens spontanés des globules reproducteurs de certaines conferves, pour comprendre ceux des granules de plusieurs pollens. Aussi, bien des micrographes, Gleichen lui-même, ont-ils pris ces granules mobiles pour des *animalcules d'infusion*. Les différences qu'on observe, à cet égard, d'une espèce à une autre, ne doivent donc pas plus étonner que celles qu'on retrouve dans les corps reproducteurs des conferves, dans les formes et les dimensions des divers granules polliniques. Les mêmes différences existent entre les zoospermes, entre les ovules, même dans les espèces les plus voisines, et cela devait être, puisque ces matériaux devraient représenter le mâle et la femelle de chaque espèce. Ce sont même ces différences constantes, antérieures à la fécondation, qui expliquent comment les deux élémens de cette fonction peuvent reproduire, d'une manière si exacte, le caractère spécial du type avec ses nuances les plus délicates.

Ici, l'histoire des hybrides montre, encore mieux que chez les animaux, l'influence du mâle sur la production de l'embryon. Kœlreuter et Gærtner ont remarqué que la fécondation par le pollen d'une espèce voisine, ne change en rien le volume, la couleur, la saveur du *fruit*, etc., ne hâte ou ne retarde nullement l'époque de sa maturité ; que l'aspect même de la graine ne présente pas la moindre différence appréciable. C'est seulement sur les produits de cette graine, qu'on peut constater les changemens apportés dans les caractères de l'espèce par l'intervention d'un pollen étranger. Un grand nombre d'expériences semblables ont donné les mêmes résultats en France, en Belgique, etc.; et tous nos vignerons savent parfaitement que des pepins de raisins blancs, par exemple, donnent souvent des ceps à raisin noir, quand ces espèces sont mêlées dans une vigne.

Ces résultats sont très-faciles à concevoir, puisque c'est l'ovaire qui fournit tout ce qui est destiné au développement de l'embryon, la nutrition étant toujours l'attribut de la femelle ou de l'organe femelle : l'embryon *seul* peut donc conserver les traces de l'influence d'un pollen étranger, et ces différences portent sur des parties trop exiguës pour pouvoir être appréciées même au microscope. Il n'y a donc que le développement ultérieur de la plante qui puisse mettre en évidence ces modifications ; c'est ce qui explique pourquoi les semis ne répondent pas toujours à l'attente des horticulteurs.

Ici, je dois répéter ce que j'ai dit à l'occasion des zoospermes : on ne peut attribuer l'influence du mâle ou de l'organe mâle sur l'embryon, à la matière *amorphe* qui accompagne les granules polliniques, et moins encore à une simple *excitation dynamique*. L'empreinte particulière et constante du mâle ne peut s'expliquer que par l'intervention d'un tissu déjà suffisamment organisé pour porter le cachet de son origine, c'est-à-dire, du mâle représenté par l'anthère.

Quant aux autres circonstances de la fécondation, elles sont essentiellement les mêmes que chez les animaux. C'est sur un point constant de la *vésicule* embryonaire que se manifestent toujours les premiers rudimens de l'embryon. Ce n'est jamais que plusieurs jours après l'action du pollen sur le stigmate qu'on aperçoit sur cette vésicule, les premiers linéamens de l'embryon ; cet intervalle de temps varie, comme chez les animaux, suivant les espèces ; l'embryon s'enfonce aussi de plus en plus dans l'intérieur du *sac* embryonaire, en absorbant les matériaux encore visqueux dont il est entouré. Les membranes de l'ovule s'entr'ouvrent constamment à l'époque de la fécondation (*endostome, exostome*), pour laisser saillir le *mamelon d'imprégnation* de l'amande ; en sorte qu'on peut suivre les granules polliniques depuis le stigmate jusqu'à la vésicule embryonaire, à travers le *tissu conducteur,* le micropyle et le mamelon d'imprégnation, aussi bien qu'on peut suivre, dans l'espèce humaine, le trajet des zoospermes jusqu'à l'ovaire. Les circonstances *fondamentales* de la fécondation sont donc les mêmes dans les végétaux et dans les animaux ; elles consistent essentiellement dans la soudure, dans la fusion de deux parties vivantes fournies par le mâle et par la femelle, ou plutôt par les organes spéciaux qui représentent le mâle et la femelle.

J'ai fait voir ailleurs que la production et le développement de l'ovule et du zoosperme ont lieu comme dans la monogénie, et que la première période de leur existence, celle qui précède la fécondation, représente la génération et la vie dans les espèces les plus inférieures. Le même phénomène préside donc à la reproduction par *monogénie* et par *digénie;* il permet de ramener à une seule loi le principe *essentiel* de la génération, puisqu'on le retrouve dans tous les cas. Le raisonnement seul eût suffi pour indiquer qu'il en devait être ainsi; car la plupart des végétaux et beaucoup d'animaux se reproduisent par *monogénie* et par *digénie,* et ils ne pouvaient pas être soumis à deux lois différentes pour une seule et même fonction. Quand une formule n'embrasse pas l'universalité des faits, elle est fausse ou pour le moins incomplète.

Ainsi, les considérations les plus générales confirment parfaitement les inductions fournies par l'analogie et par l'observation directe, sur l'origine, le mode de développement et les fonctions des deux élémens de la fécondation.

Les zoospermes sont produits par les testicules, comme les ovules par les ovaires; les uns et les autres se développent de la même manière, et ils se complètent réciproquement.

CONCLUSIONS.

La fécondation n'est pas un acte à l'aide duquel une matière inerte soit tout à coup vivifiée par un liquide *amorphe,* ou par une influence *électrique, nerveuse, vitale, dynamique,* etc.; car la vie ne se produit pas instantanément par une seule *impulsion* donnée à la matière, comme on imprime le premier mouvement au pendule en repos : des fluides amorphes, inertes ne peuvent donner à la matière la forme et la vie dont ils sont privés. La vie se développe d'une manière lente et progressive dans l'individu, pour se continuer ensuite au profit de l'espèce, comme une conséquence, une extension de la nutrition. La matière *inerte* s'organise, se perfectionne lentement, devient de plus en plus vivante dans l'organisme souche avant d'acquérir une existence indépendante, et la vie se propage ainsi sans interruption possible.

La fécondation *est l'union de deux parties vivantes pour se compléter réciproquement et se développer en commun.*

Quand on embrasse d'un seul coup-d'œil la reproduction de *tous les êtres vivans*, on arrive à cette formule plus générale.

La génération *est la* séparation *d'une partie* vivante *pour se développer isolément ou puiser dans une autre les élémens nécessaires au développement ultérieur d'un être semblable au type.*

Enfin, en généralisant encore davantage l'expression des phénomènes par lesquels la vie se développe et se propage, on voit que la conservation du type est due à l'extension du même acte qui a produit l'évolution de chaque être particulier.

La génération est à l'espèce ce que la nutrition est à l'in-dividu.

FIN DU TOME DEUXIÈME.

Mes recherches sur les zoospermes, comme moyen de diagnostic de la spermatorrhée , m'ont entraîné beaucoup plus loin que je ne voulais. Tout ce qui concerne ces êtres remarquables s'enchaîne d'une manière tellement intime et présente un si grand intérêt, qu'il est impossible d'isoler complétement toutes les questions qui s'y rattachent. Aussi, après avoir examiné les secours que la pathologie peut tirer de l'étude des zoospermes, je me permettrai quelques considérations *physiologiques* d'une application moins immédiate. J'ai rejeté cette espèce d'appendice à la fin du volume, pour que les praticiens puissent facilement se dispenser de la lire. Ceux qui voudront aller jusqu'au bout, se croiront peut-être bien éloignés du premier point de départ, en arrivant au grand mystère de la génération. Mais les pertes séminales n'influent-elles pas directement sur cette importante fonction? N'est-ce pas précisément ce qui en constitue la gravité ?